GOLDMANN
RATGEBER

Die Reihe »Gesundheitsratgeber Familie« umfaßt folgende Bände:

Kopfschmerzen (10444)
Rückenschmerzen (10446)
Herzkrankheiten (10449)
Notfälle (10454)
Streß (10458)
Allergien (10463)

Weitere Bände folgen.

Betty Ann Falletta

Kopf-schmerzen

Vorbeugemaßnahmen

Die verschiedenen Symptome
und ihre Ursachen

Medikamente und
Behandlungsweisen

Goldmann Verlag

Deutsche Erstausgabe
Originaltitel: Headaches
Originalverlag: Springhouse Corporation
Übertragen aus dem Amerikanischen
von Carina Cremer

Der Goldmann Verlag ist ein Unternehmen der
Verlagsgruppe Bertelsmann

Made in Germany · 4/89 · 1. Auflage

Umschlaggestaltung: Design Team München
Umschlagfoto: Guido Pretzel, München
Satz: Uhl + Massopust, Aalen
Druck: Appl, Wemding
Verlagsnummer: 10444
Redaktion: Gundel Ruschill
Lektorat: Johannes Jacob
Herstellung: Ludwig Weidenbeck
ISBN 3-442-10444-0

Inhalt

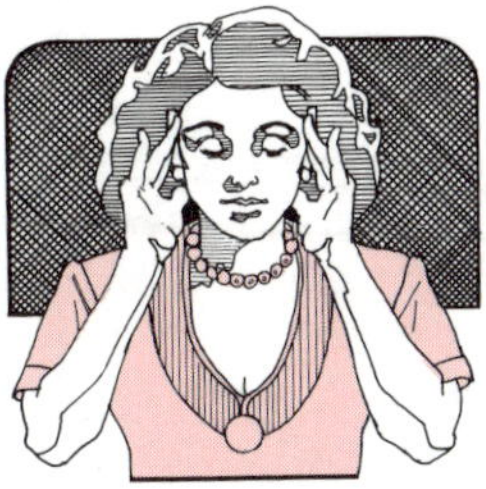

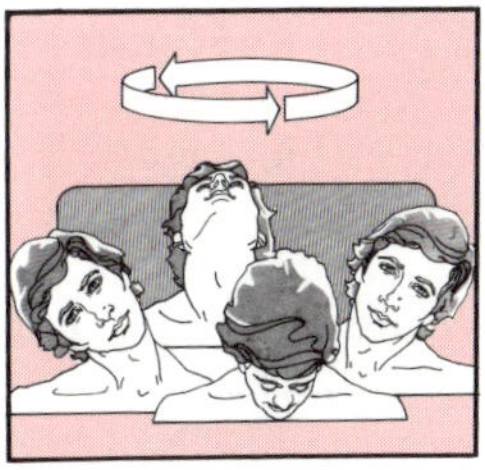

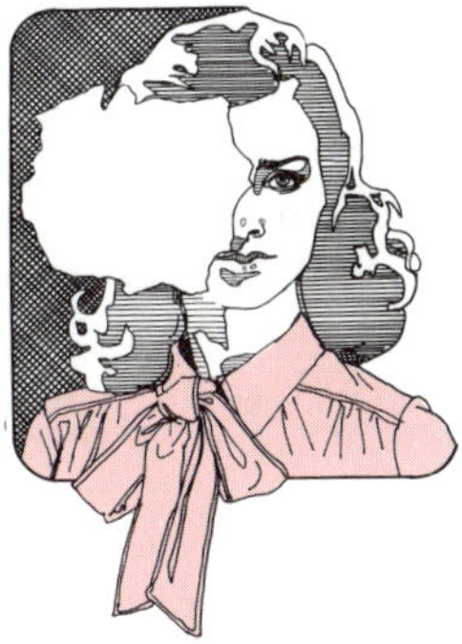

1. Deuten der Symptome

Ein Symptom ist das Anzeichen einer gesundheitlichen Störung oder einer Krankheit; es sagt Ihnen, daß etwas nicht stimmt. Die meisten Kopfschmerzen sind Streßsymptome.

Kopfschmerzen sind wahrscheinlich die am häufigsten auftretenden körperlichen Beschwerden, denn in der einen oder anderen Form befallen sie fast jeden von uns. (Einige Untersuchungen zeigen, daß mehr als 90 Prozent der Bevölkerung zumindest gelegentlich an Kopfschmerzen leiden.) Trotzdem ist im allgemeinen wenig darüber bekannt, wie Kopfschmerz entsteht oder wie das Gehirn auf den Schmerz reagiert.
In diesem Buch werden die verschiedenen Arten von Kopfschmerzen erörtert und erklärt. Dabei erfahren Sie, wie Ihr Körper Ihnen die Schmerzen bewußt macht. Falls Sie an gelegentlichen oder chronischen Kopfschmerzen leiden, werden Sie mit Methoden vertraut gemacht, wie man sie verhindern kann. Sie lernen auch, wie man Kopfschmerzen ohne Medikamente behandelt, und wann der Zeitpunkt gekommen ist, einen Arzt aufzusuchen.

Symptom oder Störung?

Ein Symptom ist das Anzeichen einer gesundheitlichen Störung oder einer Krankheit; es sagt Ihnen, daß etwas nicht stimmt. Wenn Sie eines oder mehrere Symptome einer Störung oder Krankheit haben, fühlen Sie sich aus dem Gleichgewicht – nicht so wohl wie gewöhnlich. Schmerzen, Fieber, Übelkeit, Schwindel und Schüttelfrost sind Symptome einer Erkrankung, nicht die Krankheit selbst.
Manchmal stellt sich heraus, daß ein Zustand, der ein Symptom einer Störung oder Krankheit zu sein scheint, selbst nur eine geringfügige, vorübergehende Störung ist, die ihre Ursache darin hat, daß Sie Ihren Körper auf irgendeine Weise mißbraucht haben. Erbrechen kann beispielsweise Symptom einer Darmverstopfung, eines Magenvi-

Kopfschmerzen: Störung und Symptom

Die meisten körperlichen Beschwerden – Schmerzen, Fieber und Übelkeit beispielsweise – sind Symptome einer Störung oder Krankheit. Manchmal kann jedoch eine Beschwerde entweder Symptom oder Störung sein, zum Beispiel auch Kopfschmerzen. Sie können eine vorübergehende, kleinere Störung sein, die von Faktoren wie Müdigkeit, Streß oder zuviel Alkohol verursacht sein kann, oder sie können ein Symptom einer ernsthafteren Erkrankung sein.

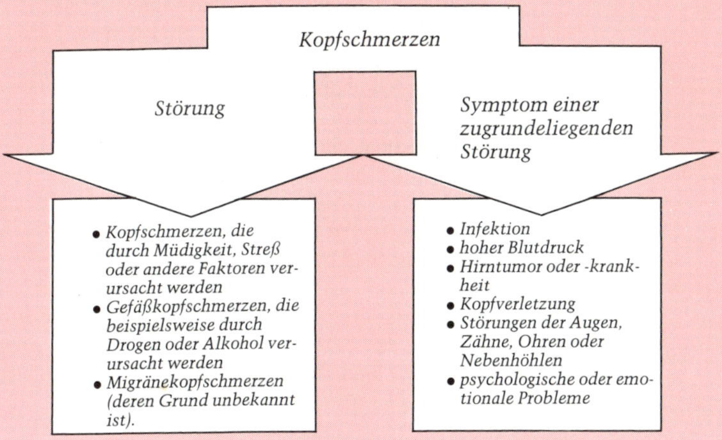

rus oder einer Lebensmittelvergiftung sein, oder es kann eine vorübergehende Störung sein, weil man zu schnell oder zu viel gegessen hat. Eine Verdauungsstörung kann ein Symptom von Magengeschwüren oder eine Folge von Überfressen sein. Natürlich fühlt man sich in beiden Fällen genauso krank, aber wenn man lernt, die Signale des Körpers zu interpretieren und sich seiner Bedürfnisse bewußter zu werden, ist dies ein wichtiger Schritt bei der Behandlung und Verhütung von organischen Störungen und Krankheiten.

Die meisten Kopfschmerzen sind Symptome

Die meisten Kopfschmerzen sind Symptome, die mit Streß zusammenhängen und keine lebensbedrohenden Störungen. Kopfschmerzen können das Symptom einer Infektion, einer Muskelverspannung, emotionaler Probleme und – in seltenen Fällen – ernster Erkrankungen sein. Körperlicher Mißbrauch, wie Schlafmangel, zuviel Alkohol oder Lesen in falschen Stellungen, kann zu Kopfschmerzen führen. Bevor man starke und häufige Kopfschmerzen wirksam behandeln und verhüten kann, muß man herausfinden, was sie einem sagen. Sind die Kopfschmerzen Symptome von emotionalem oder körperlichem Streß? Hatte ein Elternteil Migräne? Haben Sie sich vor kurzem am Kopf verletzt? Bekommen Sie jedesmal, wenn Sie eine bestimmte Tätigkeit ausüben, Kopfschmerzen? Sind die Kopfschmerzen von anderen Symptomen begleitet? Dies sind nur ein paar der Fragen, die beantwortet werden müssen, bevor man eine Behandlung beginnt.

2. Wie man Schmerz spürt

Falls Sie besorgt, ängstlich, erschrocken, deprimiert, müde, überarbeitet oder unzufrieden sind, können Sie den Schmerz stärker spüren als sonst.

Schmerzen sind ein vielschichtiges Phänomen. Laut Definition sind sie unangenehm und von der Person, die sie erleidet, nicht zu trennen. Aber Schmerzen werden von jedem Menschen anders empfunden. Zwei Personen mit der gleichen Verletzung haben nicht unbedingt die gleichen Schmerzgefühle. Man kann auch zu verschiedenen Zeiten unterschiedlich auf Schmerzen reagieren, die auf ähnliche Weise verursacht wurden. Die Art, wie man auf Schmerzen reagiert, hängt von vielen Faktoren ab – psychologischen, physiologischen, sozialen und kulturellen. Wenn Sie ängstlich, erschrocken, deprimiert, müde, überarbeitet oder unzufrieden sind, können Sie den Schmerz stärker spüren als sonst. Emotionen verursachen keine Schmerzen, aber sie können Ihre Reaktion darauf verstärken.

Ihr religiöser Glauben, die Art, auf die Familienangehörige auf Ihre oder ihre eigenen Schmerzen während Ihrer Jugend reagiert haben, die Umgebung, in der Sie Schmerzen erleiden, und selbst Ihr sozialer Status können die Art, in der Sie reagieren, beeinflussen. Die Natur einer Störung oder Krankheit, die Schmerzen verursacht, kann einen großen Einfluß darauf haben, wie Sie die Beschwerden erleben. Beispielsweise kann jemand an den anscheinend sinnlosen Schmerzen einer Migräne schlimmer leiden als eine Person, die die Schmerzen nach einer kosmetischen Operation oder während einer Geburt erfährt.

Schmerzschwelle

Der Punkt, an dem die Nervenenden stimuliert sind und Sie beginnen, Schmerzen zu fühlen, wird Ihre Schmerzschwelle genannt. Unabhängig von Ihrer Erziehung oder Ihrer ererbten Veranlagung, spüren die meisten Menschen Schmerzen ungefähr bei demselben Reizpunkt. Beispielsweise erleidet die Haut jedes Menschen Verbrennungen oder Erfrierungen bei bestimmten Temperaturen; es ist jedoch etwas anderes, ob Sie beschließen, die Schmerzen der Hitze oder der Kälte *anzuerkennen*. Sie können lernen, Ihre Schmerztoleranz oder Ihre Schmerzschwelle zu erhöhen, aber Sie können Ihre Schmerzschwelle nicht senken.

Wie Schmerzbotschaften das Gehirn erreichen

Eine Schmerzbotschaft kann aus einem verletzten Körperteil kommen. Wenn Sie mit einem Hammer auf Ihren Finger schlagen, tut Ihr Finger sofort

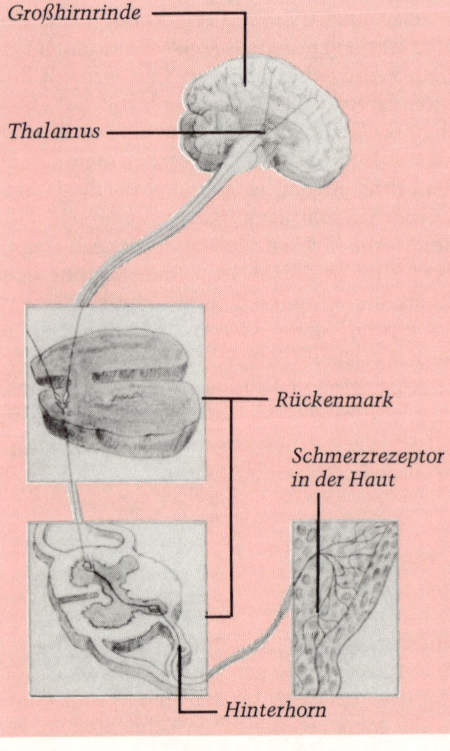

Der Schmerzvorgang

- *Eine Schmerzbotschaft beginnt am Nervenende in dem verletzten Körperteil.*
- *Als Reaktion auf die Schmerzbotschaft setzt der Körper Substanzen frei, die die Schmerzbotschaft in einen elektrischen Impuls verwandeln.*
- *Der Impuls wandert zum Hinterhorn des Rückenmarks.*
- *Er erreicht das Sinneszentrum des Gehirns, den Thalamus. An dieser Stelle werden Sie sich der Schmerzen bewußt.*
- *Der Impuls wandert zur Großhirnrinde, wo der Ort und die Intensität der Schmerzen registriert werden.*

Schnelle Reaktion: Schmerzreflexbogen

- *Ein schmerzhafter Reiz beginnt am Sinnesneuron.*
- *Dieser Impuls wandert zum Hinterhorn und ins Rückenmark.*
- *Der Schmerzimpuls geht durch das Rückenmark ins Gehirn.*
- *Die motorische körperliche Reaktion wartet nicht auf die Verarbeitung durch das Gehirn. Statt dessen leitet das Interneuron den Impuls zum motorischen Neuron, das eine Reflexhandlung auslöst.*

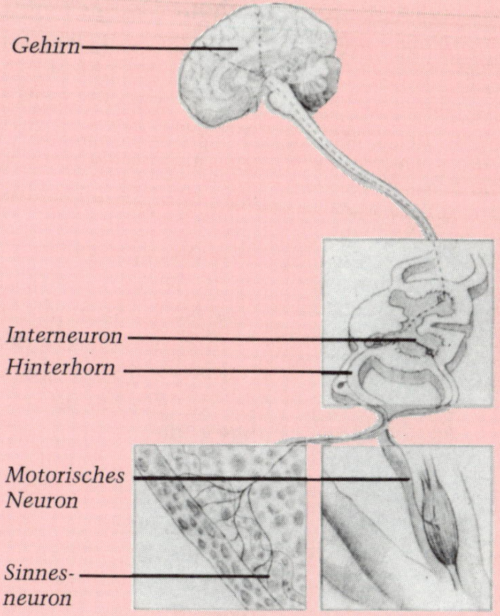

an der Stelle weh, an der Sie ihn mit dem Hammer getroffen haben. Ihr Körper setzt dann schnell sowohl schmerzerzeugende als auch schmerzsensibilisierende Substanzen in den Nervenenden in der Nähe der Verletzung frei. Diese freigesetzten Substanzen haben nicht alle die gleiche Funktion. Prostaglandine beispielsweise verursachen Schwellung und Entzündung, so daß dieser Bereich stärker durchblutet wird und sich infektionsbekämpfende Blutzellen anhäufen.

Flüssigkeiten innerhalb der Nervenfasern ermöglichen es, elektrische Impulse zu erzeugen, die die Schmerzbotschaft von einem Nerv zum nächsten übertragen. Ein Schmerzimpuls wandert einen Nerven entlang, bis er die Verbindungsstelle zwischen zwei Nerven erreicht, die als Synapse bekannt ist. Dort bewegen sogenannte Transmitter (Mittlersubstanzen) die Botschaft über den Spalt zwischen den beiden Nervenenden.

Endorphine

Ihr Körper produziert Substanzen, die Schmerzen regulieren. Darunter auch Endorphine, Produkte der Hirnanhangdrüse und der Hypothalamusdrüse. Endorphine blockieren den Schmerz oder verändern die Schmerzwahrnehmung. Viele Tätigkeiten, wie anstrengende körperliche Aktivität, stimulieren die Endorphinproduktion.

Die Schmerzbotschaft wandert weiter zum Hinterhorn des Rückenmarks. Von dort wandert sie zum Thalamus-Hirnteil, wo Sie sich des Schmerzgefühls bewußt werden. Wie die Schmerzbotschaft vom Thalamus zur Großhirnrinde des Gehirns wandert, wo Sie den Ort und die Intensität des Schmerzes registrieren, ist der Teil des Vorgangs, von dem man bis heute am wenigsten weiß.

Das Nervensystem

Das Nervensystem, das hoch entwickelte Kommunikationsnetzwerk Ihres Körpers, erhält Nachrichten und leitet sie im ganzen Körper weiter. Es erhält Informationen über die Außenwelt und leitet diese Informationen zu den Zellen und Geweben Ihrer Körperorgane weiter, so daß sie sich den äußeren Umständen anpassen können. Das Nervensystem registriert auch Reize innerhalb des Körpers und reagiert auf sie.

Das Gehirn und die Nerven bilden zusammen das Nervensystem. Das Gehirn und das Rückenmark stellen das Zentralnervensystem (ZNS) dar. Nerven, die Botschaften zum und vom Zentralnervensystem übertragen, sind Teil des peripheren Nervensystems (PNS).

Die zwei Hauptzellarten, aus denen das Nervensystem besteht, sind Gliazellen und Neurone. Gliazellen leiten keine Botschaften weiter und empfangen auch keine. Sie beliefern die Neuronen mit Nahrung und Energie. (Nach einer Verletzung des Zentralnervensystems können sich Gliazellen schnell reproduzieren. Einige ZNS-Tumoren sind eine Folge eines zu üppigen Wachstums der Gliazellen.) Neuronen werden in Sinnes-(afferente) Neuronen und motorische (efferente) Neuronen unterteilt. Sowohl die Sinnes- wie auch die motorischen Neuronen übertragen Impulse vom Zentralnervensystem zu anderen Geweben. Während die Sinnesnerven jedoch Sinnesbotschaften (Sehvermögen, Geräusche, Geschmack, Geruch, Berührung) übertragen, steuern die motorischen Nerven die Körperbewegungen.

Zentral- und peripheres Nervensystem

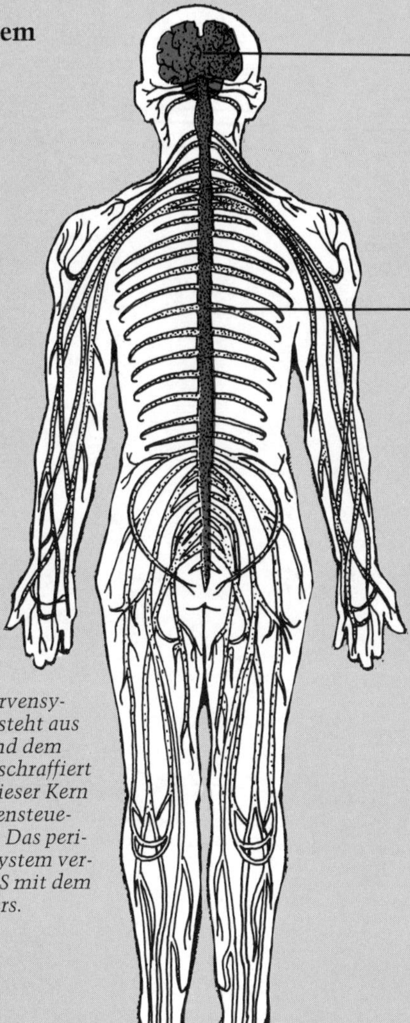

Das Zentralnervensystem (ZNS) besteht aus dem Gehirn und dem Rückenmark (schraffiert dargestellt). Dieser Kern dient als Nervensteuerungszentrum. Das periphere Nervensystem verbindet das ZNS mit dem Rest des Körpers.

Die Nervenzelle

Nervenzellen sind grundlegende Elementeteile des Schmerzvorgangs. Eine Nervenzelle, oder Neuron, besteht aus dem Zellkörper und langen Ästen (Axonen), die von beiden Enden ausgehen. Die Axone, die Hauptleitungsfasern, und ihre Enden, die Dendriten, erstrecken sich durch den ganzen Körper. Der Zellkörper des Neurons liegt innerhalb des Gehirns oder des Rückenmarks. Nerven werden aus Neuronenbündeln gebildet. Das dicke Nervenbündel, das sich von der Gehirnbasis den Rücken hinunter erstreckt, ist das Rükkenmark.

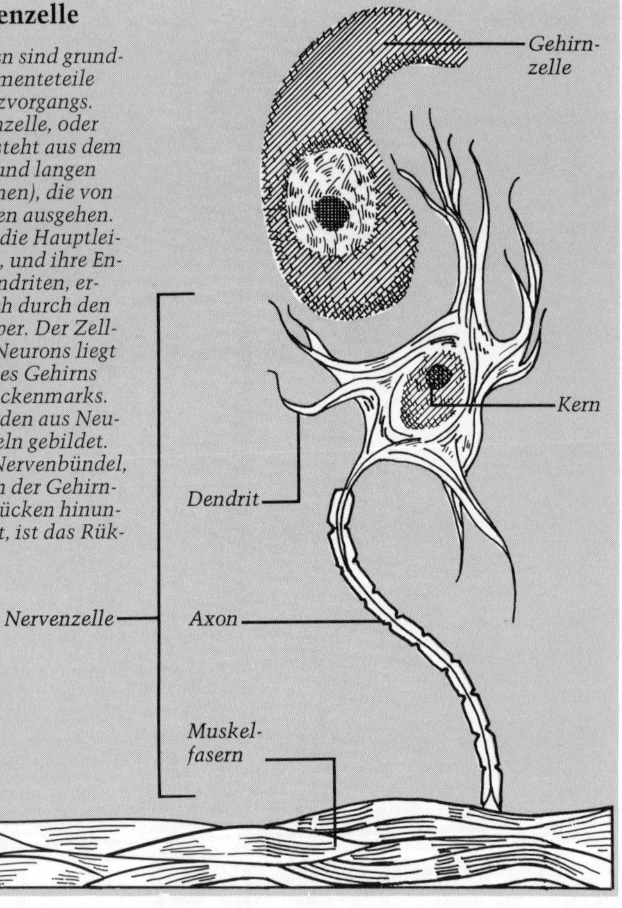

Die Neuronen befinden sich in Gehirn und Rükkenmark. Die Axone, dic Hauptleitungsfasern der Nerven, und ihre Enden, die sogenannten Dendriten, breiten sich netzartig über den ganzen Körper aus.

Das zentrale Nervensystem und das periphere Nervensystem bilden zusammen ein Kommunikationsnetzwerk, durch das Sinnesbotschaften empfangen, interpretiert und abgesandt werden.

Afferent – efferent: Was ist der Unterschied?

Stellen Sie sich afferente Nerven als Bahnen für die Impulse vor, die von dem verletzten Bereich weggeleitet werden. Sie befördern Botschaften vom peripheren Nervensystem (PNS) zum Zentralnervensystem (ZNS). Umgekehrt leiten efferente Nerven Botschaften vom ZNS zum PNS.

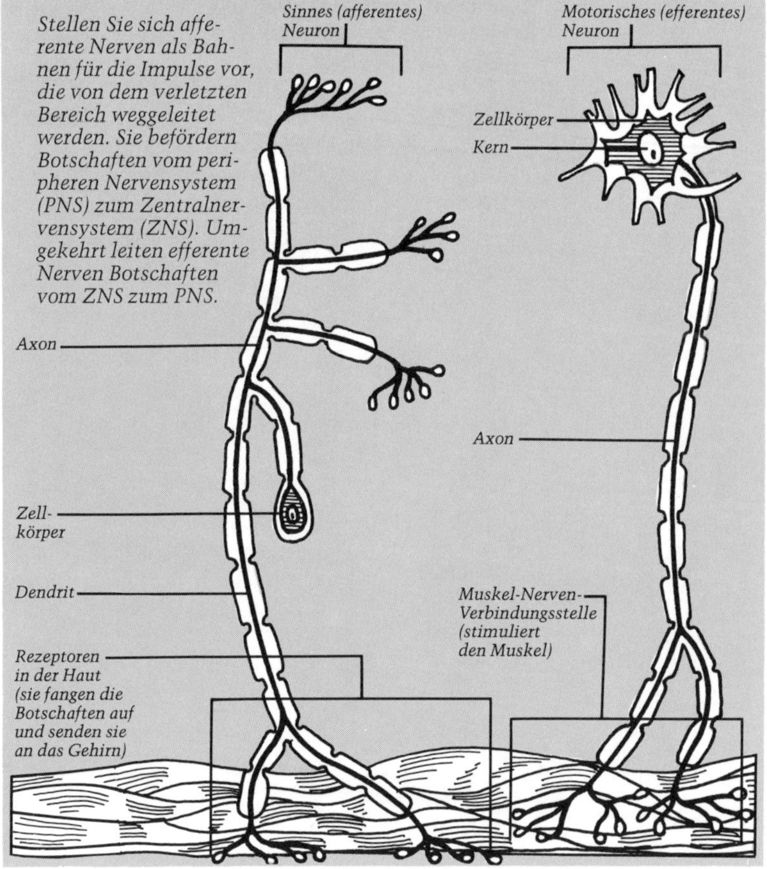

Das periphere Nervensystem empfängt Schmerzbotschaften, und das zentrale Nervensystem interpretiert sie. Das periphere Nervensystem besteht aus 31 paarigen Rückenmarksnerven, die das Rückenmark mit den verschiedenen Körperteilen verbinden, ihnen funktionell zugeordnet sind. Periphere Nerven bestehen aus Bündeln von Nervenfasern, die durch Bindegewebshüllen zusammengehalten werden.

Verschiedene Nerven im peripheren Nervensystem haben verschiedene Funktionen. Motorische (efferente) periphere Nerven können Fasern enthalten, die Botschaften von Gehirn und Rückenmark an die Kopfmuskeln, den Rumpf und die Glieder übertragen. Sensorische (afferente) periphere Nerven übermitteln Botschaften vom Gehirn an die Sinnesorgane der Berührung, des Sehens, des Hörens, des Schmeckens oder des Riechens. Viele periphere Nerven enthalten sowohl motorische als auch sensorische Fasern.

3. Was tut weh, wenn man Kopfschmerzen hat?

Die meisten Kopfschmerzen kommen nicht von schmerzendem Hirngewebe, obgleich vergrößerte Blutgefäße die Ursache dafür sind, daß das Gewebe weh tut.

Sie nehmen wahrscheinlich an, daß Ihr Hirngewebe weh tut, wenn Sie Kopfschmerzen haben. Tatsächlich hat jedoch das Hirngewebe üblicherweise nicht die Schmerzempfindungen, die Sie beschreiben, wenn Sie Kopfschmerzen haben. Aber ein Teil des Gehirns *interpretiert* die Schmerzbotschaften. Sie werden sich des Schmerzes bewußt, wenn der Thalamus, das Sinneszentrum tief innerhalb des Gehirns, eine Botschaft vom Rückenmark erhält. Die Schmerzbotschaft wandert dann zum Cortex, der äußeren Nervenzellenschicht des Gehirns, welche den Ort und die Intensität des Schmerzes registriert.

Gehirn

Trotzdem können Kopfschmerzen im Gehirn entstehen, aufgrund überdehnter oder verengter Blutgefäße. Druck, durch entzündetes Gewebe bewirkt, und Gewebewucherungen, können auch Schmerzen hervorrufen. Abgesehen vom Gefäßschmerz kann man auch Schmerzen in den Hirnhäuten (Meningen) haben, die Gehirn und Rükkenmark umgeben.

Knochen

Die Schädelknochen sind schmerzunempfindlich, selbst wenn sie verletzt werden; Kopfschmerzen können jedoch als Folge von Schädelverletzungen eintreten, die auf die schmerzempfindlichen Teile der Hirnhäute drücken, oder von entzündetem Gewebe, das empfindliche Nervenenden und Blutgefäße zusammendrückt. Die Augenhöhlen und andere Schädelöffnungen enthalten schmerzempfindliche Nerven und Blutgefäße. Die Gesichtsknochen enthalten etwa 20 Höhlun-

Das Rückenmark im Querschnitt

Das Rückenmark, die Brücke zwischen einem Schmerzimpuls und dem Gehirn, besteht aus grauer Substanz, die von weißer Substanz umgeben ist. Die graue Substanz umfaßt das Vorderhorn und das Hinterhorn. Verschiedene Arten von Nervenfasern führen in verschiedene Hörner. Ein Segment jedes Rückenhorns, die Substantia gelatinosa, ist wichtig für die Steuerung von Schmerzimpulsen.
In der weißen Rückenmarkssubstanz, die die graue umgibt, leiten viele Nervenfaserbahnen Botschaften zum Gehirn und vom Gehirn.

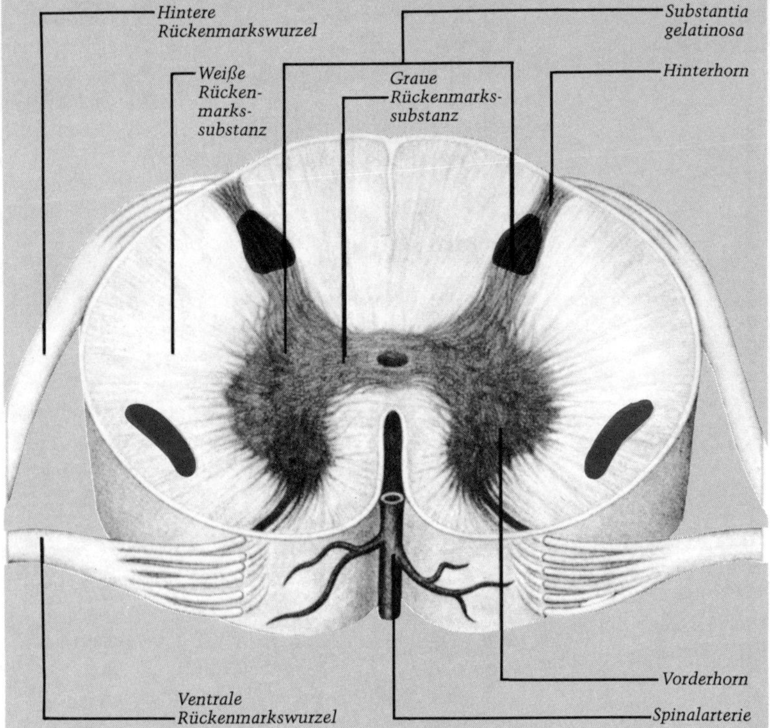

gen, die mit schleimabsondernden Zellen ausgekleidet sind. Diese Lufthöhlen, oder Nebenhöhlen, verursachen Schmerz, wenn sie infiziert und entzündet sind und wenn anomales Gewebewachstum innerhalb dieser Räume auf anderes Gewebe drückt.
Rückgrat und Hals schützen und tragen das Rükkenmark. Verletzungen am oberen Rücken und Hals können schmerzempfindliche Teile der Meningen reizen, die Muskeln veranlassen, sich zusammenzuziehen, oder auf Nervenenden und Blutgefäße drücken, was ebenfalls zu Kopfschmerzen führt.

Muskeln, Blutgefäße und Nerven

Das gesamte Gewebe außerhalb des Schädels, insbesondere die Arterien, kann Schmerzen verursachen. Wenn irgendeine der Muskelschichten, die die Knochen des Kopfes und Halses bedecken, sich aufgrund von Überanstrengung oder einer Verletzung entzünden, können Sie Schmerzen haben. Die Blutgefäße und Nerven innerhalb der Muskelschichten machen die Muskeln schmerzempfindlich. Gedehnte Blutgefäße können einen pochenden Schmerz verursachen, da die Nerven und Muskeln, die für das Zusammenziehen und Ausdehnen der Blutgefäße verantwortlich sind, nicht richtig arbeiten. Durch längerzeitige Kontraktion drücken die Muskeln auf schmerzempfindliche Nerven und Blutgefäße.
Die Hirnnerven, die Botschaften zwischen dem Hirnstamm und verschiedenen Teilen des Kopfs und des Gesichts, insbesondere Augen und Mund, übermitteln, sind oft bei Kopfschmerzen in Mitleidenschaft gezogen.

4. Gefäßkopfschmerzen: Migränen

Die Blutgefäße im Schädel (Cranium) und um den Schädel herum verändern sich während vieler Kopfschmerzarten, aber niemand weiß, wie oder warum es zu Veränderungen kommt. Die meisten Fachleute sind sich aber darüber einig, daß einige Kopfschmerzen mit einer anomalen Blutgefäßverengung (Konstriktion) oder -ausdehnung (Dilatation) einhergehen. Solche Kopfschmerzen werden Gefäßkopfschmerzen genannt. Die drei Hauptarten der Gefäßkopfschmerzen sind die klassische Migräne, die normale Migräne und die sogenannten Cluster-(Histamin-)Kopfschmerzen.

Einige wichtige Anhaltspunkte für Migränen

Keine Selbstdiagnose

Weil man das vielschichtige Migränesyndrom leicht mißverstehen kann, sollte man nie versuchen, sich selbst zu diagnostizieren. Wenn Sie die Symptome, über die Sie in diesem Buch lesen werden, erkennen, sollten Sie den Arzt aufsuchen. Nur er kann die Medikamente, die Sie benötigen, verschreiben. Außerdem sollten Sie keine Medikamente nehmen, ohne dem Arzt Ihre Krankengeschichte erzählt und sich von ihm untersuchen lassen zu haben.

- Häufig liegen Migränen in der Familie. Wenn ein Elternteil Migräne hatte, können auch Sie an Migräne leiden.
- Migräne ist keine Krankheit.
- In verschiedenen Studien ist versucht worden, eine »Migränepersönlichkeit« zu beschreiben, aber ohne Erfolg.
- Migränekopfschmerzen sind schmerzhafter als andere Kopfschmerzen.
- Zwischen 10 und 20 Prozent der Leute, die an Migräne leiden, haben klassische Migräne; der Rest normale Migräne.
- An klassischer und normaler Migräne leiden mehr Frauen, während Männer häufiger Cluster-Kopfschmerzen haben. Die Zahlen erzählen aber vielleicht nicht die ganze Geschichte, denn weniger Männer als Frauen suchen wegen ihrer Probleme einen Arzt auf.
- Kleinkinder, Kinder und Jugendliche leiden zwar an Migränen, aber Erwachsene ab dem zwanzigsten Lebensjahr haben heftigere Migräneanfälle.

Veränderungen in den Blutgefäßen des Gehirns

Das Modell der Blutgefäße des Gehirns zeigt, wie vielschichtig und ausgeklügelt dieses System ist.

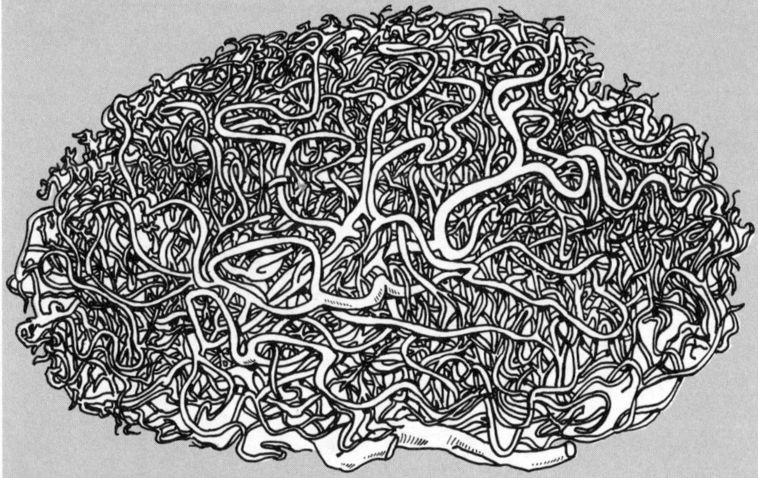

Veränderungen der Blutgefäßweite können die Hirnzellen in Mitleidenschaft ziehen. Vergrößerte Blutgefäße beispielsweise drükken die Hirnzellen zusammen, drücken auf das Hirngewebe und verursachen so Schmerzen.

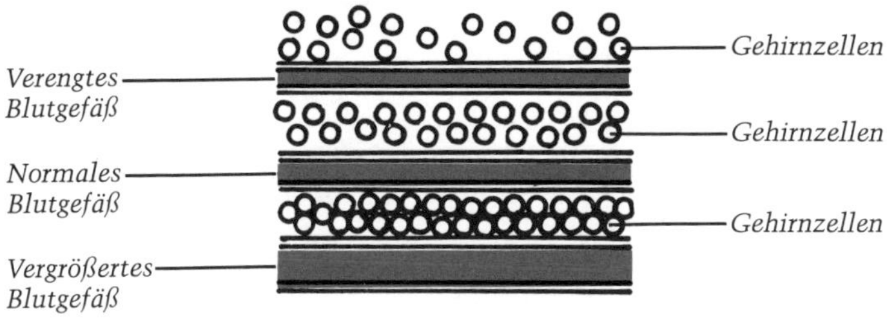

Symptome von Migränekopfschmerzen

Klassische und normale Migränekopfschmerzen haben sowohl unterschiedliche als auch gemeinsame Symptome.

Klassische Migräne

- *In der Vorkopfschmerzphase treten Sehstörungen, wie helle Lichter und Zick-Zack-Linien, auf, Störungen der Sinnesorgane (Prickeln der Hände, des Gesichts oder der Lippen), motorische Störungen, möglicherweise Gewichtszunahme, Muskelschmerzen, Fieber, kalte Hände oder Füße, Schwitzen, Blässe und Verwirrung.*
- *Periodisch wiederkehrende Kopfschmerzen, etwa eine halbe Stunde nach dem Prodrom.*
- *Die Kopfschmerzen beginnen im allgemeinen einseitig.*
- *Typische Symptome der Kopfschmerzphasen sind: Übelkeit, Durchfall oder Erbrechen, verstopfte Nase, Blässe, Bauchschmerzen, Licht- oder Geräuschempfindlichkeit und Schmerzen am ganzen Körper.*

Normale Migräne

- *Typische Symptome der Vorkopfschmerzphase sind: Reizbarkeit, Ermüdung, Gewichtszunahme und plötzliche Stimmungsänderungen.*
- *Die Kopfschmerzen beginnen im allgemeinen einseitig.*
- *Typische Symptome der Kopfschmerzphasen sind: verstopfte Nase, Übelkeit, Durchfall oder Verstopfung, Blässe, Bauchschmerzen und Aversion gegen Licht und Lärm.*

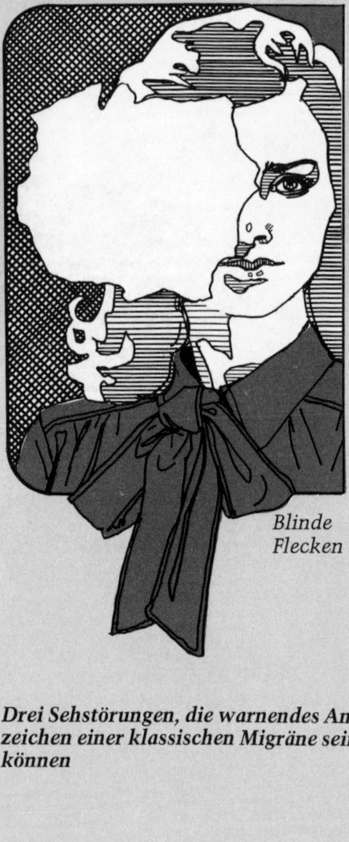

Drei Sehstörungen, die warnendes Anzeichen einer klassischen Migräne sein können

- Die Diagnose von Migränen ist schwierig, deshalb kann der Patient dem Arzt helfen, indem er ihm eine detaillierte Krankengeschichte und Familiengeschichte gibt und ein Kopfschmerztagebuch führt.
- Migränen kann vorgebeugt, aber sie können nicht geheilt werden.

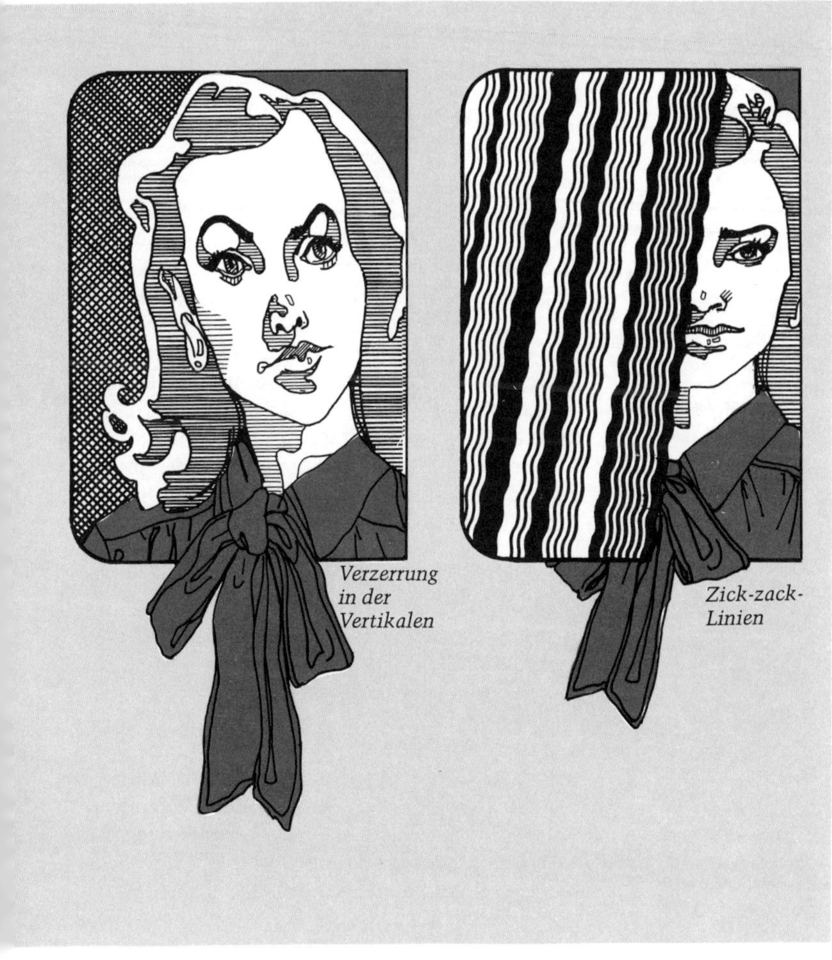

Klassische und normale Migränen

Eine Migräne ist nicht nur ein schlimmer Gefäßkopfschmerz. Migräneanfällc sind von einer großen Vielzahl damit verbundener Beschwerden begleitet, von denen manche wenig mit den Kopfschmerzen zu tun zu haben scheinen. Übliche

Wie Sie Ihre Kopfschmerzen identifizieren

Sie leiden an Migräne, wenn Ihre Kopfschmerzen:
- *auf einer Seite Ihres Kopfes auftreten*
- *mit ähnlichem Verlauf und Symptomen periodisch wiederkehren*
- *mit Reizbarkeit, Übelkeit und Erbrechen, Durchfall, Schüttelfrost, Blässe, Schwitzen oder einer Empfindlichkeit oder Aversion gegenüber Licht (Fotophobie) einhergehen.*

Beschwerden können die Augen, die Nase, den Magen, den Darm und die Blase betreffen. Sie sind jedoch sowohl bei den Leuten, die an unterschiedlichen Arten von Migränen leiden als auch bei jenen, die die gleiche Art von Migräne haben, unterschiedlich ausgeprägt.

Vorkopfschmerzphase Personen, die an klassischer Migräne leiden, haben, was man eine Aura oder ein *Prodrom* nennt – Symptome, die dem Kopfschmerz vorausgehen. Durch diese Vor-Symptome unterscheidet sich die klassische Migräne von den anderen Migränearten. Die Aura ist oft schmerzlos, aber beunruhigend, und sie kann 15 Minuten bis über eine Stunde anhalten. Die häufigsten Vorkopfschmerzsymptome sind: Sehstörungen, wie blitzartig auftretende blinde Flecken, Zick-Zack-Linien, Sehverzerrungen und Röhrensehen. Weitere Symptome: Prickeln oder Taubheit an einer Körperseite, erhöhte Hautempfindlichkeit, motorische Störungen, wie ein taumelnder Gang und eine undeutliche Aussprache, und eine gewisse Trübung des Geistes. Auch Reizbarkeit, Müdigkeit, Fieber, Schwitzen, Blässe und kalte Hände oder Füße können auftreten.
Obgleich der normalen Migräne eine ähnlich gut definierte Aura wie der klassischen Migräne nicht vorausgeht, berichten viele Leute, die daran leiden, über unspezifische Symptome vor den Kopfschmerzen. Sie sagen, daß sie eine bevorstehende Migräne aufgrund von Gewichtszunahme, Reizbarkeit, plötzlichem Stimmungswechsel und Benommenheit voraussagen können.

Die Kopfschmerzphase Sowohl die klassische als auch die normale Migräne haben im wesentlichen eine ähnlich verlaufende Kopfschmerzphase. Für einen Menschen, der an klassischer Migräne leidet, beginnt der Kopfschmerz etwa eine halbe Stunde nach dem Prodrom. Bei beiden Migränearten beginnt der Kopfschmerz häufig als klopfender Schmerz auf einer Seite des Kopfes (das Wort »Migräne« ist tatsächlich auch von einem

Kalte Packung

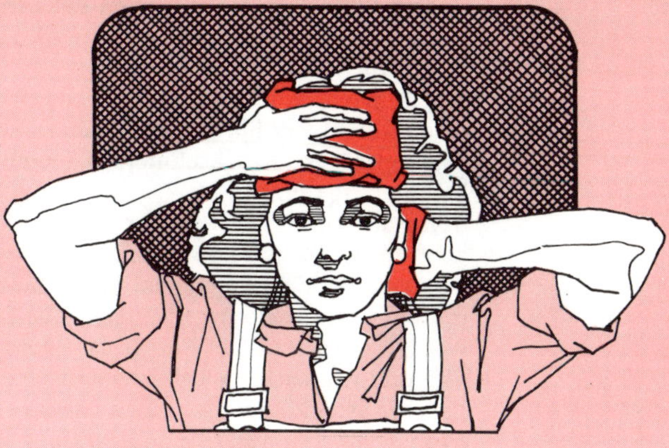

griechischen Wort abgeleitet, das »halber Kopf« bedeutet).

Der Schmerz kann sich dann an einer Stelle festsetzen oder von der Stirn auf eine Kopfseite, zur Oberseite des Kopfes, zu den Augen oder zu beiden Schläfen wandern. Manchmal breitet sich der Schmerz zum Kiefer oder zu einem Nasenloch aus. Gelegentlich können Kopfhaut, Gesicht und Hals berührungsempfindlich sein. In diesem Sta-

Druckausübung auf die Schläfen

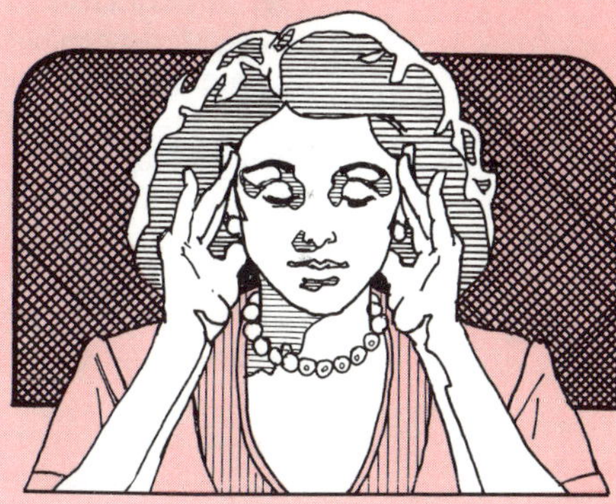

dium der Migräne wird im allgemeinen über Übelkeit oder Erbrechen geklagt. Glücklicherweise lindert Erbrechen bei manchen die Schmerzen. Weitere Symptome können Schmerzen am ganzen Körper, Schüttelfrost und fieberähnliche Erscheinungen, eine starke Licht- oder Geräuschempfindlichkeit, Blässe, Aufgedunsenheit, eine verstopfte Nase, Bauchschmerzen, Durchfall oder Verstopfung sein.
Bevor der klassische oder der normale Migränekopfschmerz beginnt, hält der Körper Wasser und Salz zurück. Gegen Ende der Kopfschmerzphase muß der Migränekranke häufiger Wasser lassen. Auf diese Art wird der Körper das überschüssige Salz und Wasser los. Obgleich der Migräneanfall, der eine Stunde oder über einen Tag dauern kann, irgendwann zu Ende geht, hinterläßt er Nachwirkungen. Der Migränekranke kann Muskelschmerzen haben, sich total erschöpft und einige Zeit noch benommen fühlen.

Wer bekommt Migräne?

Falls in Ihrer Familie (Eltern, andere Familienangehörige) jemand an Migränekopfschmerzen leidet, werden Sie mit hoher Wahrscheinlichkeit dieses Leiden erben. Oft treten Migränen zum ersten Mal in der Jugend bis Anfang zwanzig auf, aber sie können auch früher oder später beginnen. Einige Menschen bekommen Nichtkopfschmerzsymptome einige Jahre bevor die tatsächlichen Kopfschmerzen auftreten. Wiederholtes Erbrechen bei ängstlichen Kindern, Magenschmerzen und Reisekrankheit zählen zu den Symptomen, die eine spätere Migräne anzeigen können.

Behandlung: Erste Hilfe bei Migräne

Migränekopfschmerzen gehen vorüber. Wenn man nichts tut, um einen Migräneanfall zu behandeln, verschwindet er schließlich von allein.

Fallstudie: Klassische Migräne

Eleonore Müller, 30 Jahre alt, wechselte ihren Arbeitsplatz, nachdem sie zehn Jahre bei derselben Firma gearbeitet hatte. Offenbar fingen die Kopfschmerzen etwa zu diesem Zeitpunkt an. Sie klagte über eine verstopfte Nase, die im Frühling und Sommer schlimmer wurde. Dann bemerkte sie, daß ihre Kopfschmerzen nach einem bestimmten Muster verliefen. Etwa jeden Monat um die gleiche Zeit, zwei Tage vor der Periode, litt Eleonore unter einem pochenden Schmerz in der linken Schläfe, und ihre Migräne dauerte mindestens zwei Tage.

Bevor die Kopfschmerzen begannen, fühlte sie sich benommen, verspürte ein prickelndes Gefühl im Oberarm und hatte einen Schleier vor den Augen. Eleonore litt an klassischen Migränekopfschmerzen.

Zwei Schmerzmittel

Narkotika und Aspirin wirken auf zwei verschiedenen Ebenen des Nervensystems. Narkotika wirken hauptsächlich auf das zentrale Nervensystem (das Gehirn und das Rückenmark). Aspirin wirkt auf das periphere Nervensystem (die Nerven, die vom Zentralnervensystem zum Rest des Körpers abzweigen).

Glücklicherweise müssen Sie nicht so stark an den Beschwerden der Migräne leiden, insbesondere, wenn die Schübe häufig und voraussagbar sind. Versuchen Sie eine oder mehrere der folgenden Behandlungen, um Ihre Beschwerden zu verringern:

- Ignorieren Sie die Migräne nicht. Hören Sie mit dem, was Sie gerade tun, auf. Ihr Kopf schmerzt aufgrund erweiterter oder geschwollener Blutgefäße, und wenn Sie sich ausruhen, geht die Schwellung zurück. Gehen Sie in ein ruhiges Zimmer, verdunkeln Sie den Raum und legen Sie sich mit leicht hochgelagertem Kopf hin. Atmen Sie tief, und konzentrieren Sie sich auf die Entspannung.
- Trinken Sie beim ersten Anzeichen einer Migräne eine Tasse Kaffee (Kaffee läßt die Schwellung der Blutgefäße zurückgehen).
- Nehmen Sie zwei Aspirintabletten oder Aspirinersatztabletten, wenn Sie Aspirin nicht vertragen.

- Legen Sie eine Eispackung oder einen kalten Waschlappen auf Kopf und Hals. Die Kälte kann die erweiterten Blutgefäße zusammenziehen.
- Nehmen Sie eine kalte Dusche oder ein kaltes Bad.
- Üben Sie Druck auf die Schläfen aus. Suchen Sie die Knochenleiste zwischen dem äußeren Winkel Ihres Auges und dem äußeren Ende Ihrer Augenbrauen. Bewegen Sie Ihren Zeigefinger bis zu Ihrem Ohr, bis Sie eine Eindellung finden. Drücken Sie mit dem Zeigefinger der linken Hand auf Ihre linke Schläfe und mit dem Ihrer rechten Hand auf Ihre rechte Schläfe, und zählen Sie bis zehn. Dann wiederholen Sie den Vorgang. (Weitere Einzelheiten finden Sie unter »Akupunktur und Akupressur«, Seite 62f.)

Behandlung: Medikamente bei Migräne

- Ergotamine (Cafergot Tabletten oder Zäpfchen, Ergotamin Medihaler, Gynergen) allein oder in Kombination mit Koffein sind verschreibungspflichtige Medikamente, die die meisten Ärzte bei einem Migräneanfall empfehlen. Die Medikamente haben eine einzigartige Eigenschaft: Sie wirken bei Migräne, aber nicht bei anderen Kopfschmerzen. Ergotamine wirken stark gefäßverengend, das heißt, die Schwellung in den Gefäßen kann sehr verringert werden. Ergotamine sind in vielen verschiedenen Präparatkombinationen erhältlich: Ergotamin mit Koffein, Sedativa, Barbituraten oder Belladonna (Cafergot P-D, Bellergal, Ergosanol, Migräne Dolviran), um die Därme zu entspannen. Das Ergotaminmedikament, das Ihnen verschrieben wird, hängt von Ihren Symptomen und der Diagnose Ihres Arztes ab.

  Wenn man ein Ergotaminpräparat beim ersten Anzeichen eines Anfalls einnimmt, kann es eine Migräne wirksam beenden. Bei klassischer Migräne sollte das Medikament bereits während des Prodroms – der Vorkopfschmerzphase – eingenommen werden. Falls Sie erbrechen, können

Warnung!

Ergotamin-Präparate können ernsthafte Nebenwirkungen hervorrufen. Falls die Arznei Taubheit in Arm oder Bein, Brustschmerzen, Krämpfe in den Beinen oder eine Veränderung der Farbe Ihrer Hände und Füße verursacht, setzen Sie die Arznei ab und rufen Sie sofort Ihren Arzt an. Ihr Arzt wird dieses Medikament nicht verschreiben, falls Sie schwanger sind oder wenn Sie Gefäßerkrankungen, eine Herzkrankheit oder einen hohen Blutdruck (Hypertonie) außer der Migräne haben. Von zuviel Ergotamin können Sie einen Schmerzrückfall bekommen. Die gesamte Ergotamindosis bei einem Anfall sollte 6 mg täglich (oder 6 Inhalierungen in 24 Stunden) oder 10 mg wöchentlich nicht übersteigen, wenn Sie mehr als einen Anfall pro Woche haben.

Narkotika

Codein, Morphin und Heroin sind Narkotika. Narkotika wurden ursprünglich aus einer Pflanze, dem Schlafmohn, gewonnen, und die Arzneimittel nannte man Opiate. Heutzutage werden Arzneimittel, die Opiaten ähneln, im pharmazeutischen Labor hergestellt.

Sie das Medikament nicht oral einnehmen, und der Arzt wird Ihnen wahrscheinlich Zäpfchen verschreiben. Bei einer normalen Migräne nehmen Sie das Medikament, wenn der Schmerz beginnt.

- Tranquilizer, Sedativa, Antidepressiva oder narkotische schmerzstillende Mittel (Codein kombiniert mit Aspirin oder einem Aspirinersatz) können Migränekranken helfen, die auf Ergotaminpräparate nicht reagieren oder diese Arzneien nicht einnehmen können.
- Indomethacin (Ammuno) und das rezeptfreie Ibuprofen (Dolgit) sind entzündungshemmende schmerzstillende Mittel. Außerdem verhindern sie die Absonderung von bestimmten Körpersubstanzen (Prostaglandinen), die die Ursache der mit dem Migränesyndrom verbundenen Blutgefäßerweiterung und Blutgerinnung sind.

Migräneauslöser

Bevor Sie und Ihr Arzt Ihre Migräne genau diagnostizieren und wirksam behandeln können, müssen Sie herausfinden, was die Anfälle auslöst. Auslöser und Ursachen sind jedoch nicht dasselbe. *Migräneauslösend* wirken bestimmte psychologische oder körperliche Faktoren, wie beispielsweise eine Auseinandersetzung mit einem Kollegen oder Schlafmangel.

Im Gegensatz dazu sind die *Ursachen* einer Migräne vielschichtige biochemische und physiologische Reaktionen. Die ererbte Neigung, Ihre genetische Veranlagung, verursacht das Migränesyndrom. Der Auslöser führt zu dem Anfall.

Einige Ihrer Migräneauslöser sind für Sie klar, aber andere sind schwierig zu erkennen. Es erfordert ein bißchen medizinische Detektivarbeit, ihnen auf die Spur zu kommen.

Allergien Jeder kann Allergien haben, auch Migränekranke. Die Symptome von Allergien und Migränen sind in der Tat ähnlich, und beide Störungen erhöhen den Histaminspiegel des Körpers

Gemischte Kopfschmerzen

Wenn Sie Migräne haben, halten Sie den Hals unter Umständen auf eine gewisse starre Art, und diese seltsame Haltung kann einen zusätzlichen Spannungs-(Muskelkontraktions-)Kopfschmerz hervorrufen.

(Histamine, Substanzen, die in allen tierischen und pflanzlichen Geweben vorkommen, können dazu führen, daß die Blutgefäße anschwellen; sie stimulieren auch die Magensäfte). Man könnte also erwarten, daß Antihistaminika genauso gut gegen Migräne helfen wie gegen Allergien; aber paradoxerweise helfen Antihistaminika Menschen, die an Allergien leiden, aber Migränekranken helfen sie nicht.

Nahrungsmittel und Medikamente Die Nahrungsmittel, Getränke, chemischen Konservierungsmittel und Medikamente, die Sie zu sich nehmen, können Ihre Migränekopfschmerzen beeinflussen. Käse, Schokolade, Zitrusfrüchte (insbesondere Orangen), Fleisch, Meeresfrüchte, fettreiche Nahrungsmittel und solche, die Natriumglutamat und Nitrite (Fleisch-Konservierungsmittel) enthalten, sind wahrscheinlich die schlimmsten Missetäter. Chinesisches Essen, Tüten- und Dosensuppen, Fleischzartmacher und -würze, fertiger Bratensaft und einige andere Fertiggerichte können große Mengen an Natriumglutamat enthalten.

Migräneauslöser und Ursachen

Einfach gesagt, ist ein Migräneauslöser irgendein körperlicher oder psychologischer Faktor, der zu einem Migränekopfschmerz führt. Obgleich Ihre genetische Disposition und andere Dinge Sie für diese Kopfschmerzen anfällig machen, ist der eigentliche Grund der Migräne die Reaktion Ihres Körpers auf den Auslöser.

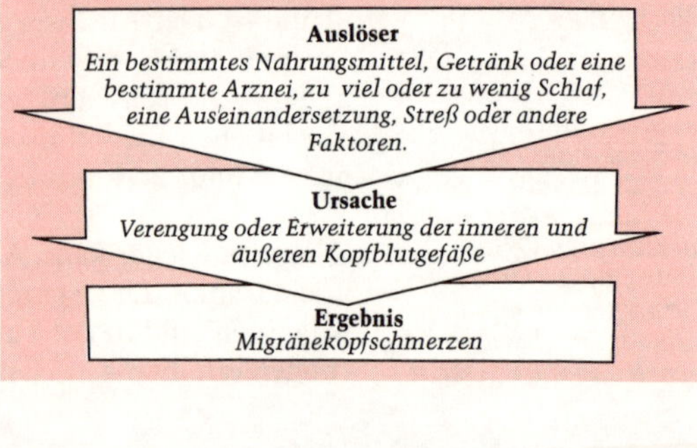

Weitere Streßauslöser

Für manche Leute können grelles Licht, zum Beispiel bei nächtlichem Gegenverkehr, Wetteränderungen, die Entspannung am Wochenende nach einer Woche voller Arbeit und Geschlechtsverkehr als Migräneauslöser wirken.

Kopfschmerzen können durch Fasten, durch Auslassen von Mahlzeiten oder wenn man mehr als 5 bis 6 Stunden nichts ißt ausgelöst werden. Wenn Sie in der Nacht Migräneanfälle bekommen, versuchen Sie zur Schlafenszeit eine kleine Mahlzeit mit wenig Kohlehydraten zu essen, wie ein Stück Huhn, etwas gegrilltes Fleisch oder grünes Gemüse.

Während Koffein die Blutgefäße verengt, stimuliert es das Gehirn und das Herz und verstärkt die Urinproduktion. Wenn man zuviel Koffein zu sich nimmt, entweder mit Kaffee, Tee, Schokolade, Cola-Getränken, rezeptfreien Kopfschmerz- und sogenannten Nebenhöhlen- (Dristan, Sinufrontal, Sinupret) und Migränemedikamenten (Cafergot), kann dies zu Stimmungsveränderungen und Schlafstörungen, zu Kopfschmerz und Entzugserscheinungen führen. Aber auch wenn Sie das Koffein, an das Sie gewöhnt sind, reduzieren, können sich Kopfschmerzen einstellen.

Tägliche Kopfschmerzen oder Migräne?

Tägliche Kopfschmerzen sind keine Migräne, sondern im allgemeinen Spannungskopfschmerzen. Ein häufiger Grund für tägliche Kopfschmerzen ist eine Ergotaminvergiftung. Sie sollten Ergotamin-Präparate regelmäßig nur dann einnehmen, wenn Sie Cluster-Kopfschmerzen vorbeugen wollen.

Hormone und hormonale Veränderungen Bei vielen Frauen stehen die hormonalen Veränderungen, die während der Menstruation, Schwangerschaft, Klimakterium oder mit der Einnahme von Antibabypillen und anderen Hormonpräparaten auftreten, in direktem Zusammenhang zu Migränekopfschmerzen. Immer mehr medizinische Befunde deuten darauf hin, daß Frauen, die migräneanfällig sind, keine Antibabypillen oder Oestrogenpräparate während des Klimakteriums einnehmen sollten. Eine ausführliche ärztliche Beratung wäre auch in diesem Falle anzuraten.

Hypertonie Hypertonie (hoher Blutdruck) verursacht selten Kopfschmerzen. Wenn das doch der Fall ist, so sind es meist nur leichte Kopfschmerzen, die der Betreffende beim Aufwachen hat. Der Migränekranke mit hohem Blutdruck kann jedoch häufigere Migräneanfälle haben. Deshalb sollten Migränekranke wenigstens einmal im Jahr ihren Blutdruck überprüfen lassen.

Körperlicher Streß Körperlicher Streß kann Migränekopfschmerzen auslösen, wobei dies von

Richtlinien für die Einnahme von rezeptpflichtigen Medikamenten

Was man tun sollte:

- *Lesen Sie die Beipackzettel und die Anweisungen auf den Verschreibungen.*
- *Nehmen Sie die Medikamente nur nach Vorschrift ein.*
- *Nehmen Sie die Tablette mit einem Viertelliter Wasser ein.*
- *Rufen Sie Ihren Arzt, wenn Sie ungewöhnliche Nebenwirkungen haben.*
- *Bewahren Sie die Medikamente in einem kindersicheren Behälter oder außerhalb der Reichweite von Kindern auf.*

Was man nicht tun sollte:

- *Mehr als die vorgeschriebene Dosis einnehmen.*
- *Tabletten ohne genügend Wasser schlucken.*
- *Jemand anderem Ihre verschreibungspflichtigen Pillen geben.*
- *Verschreibungspflichtige Medikamente dort liegenlassen, wo Kinder sie erreichen können.*

Mensch zu Mensch unterschiedlich ist. Beispiele für Streßauslöser sind:

- zuviel oder zuwenig Schlaf
- Überanstrengung
- intensive körperliche Übungen, wenn Sie nicht fit sind
- Müdigkeit
- Licht-, Wärme-, Kälte-, Geräusch- oder Bewegungsextreme
- starke Gerüche
- schlechte Durchlüftung
- Dampf vom Kochen
- Dampfbäder oder Saunen
- schlechtsitzende Prothesen, schlechte Ausrichtung von Zähnen und Kiefer (siehe auch Kopfschmerzen aufgrund eines Kiefergelenksyndroms, Seite 51)
- extremer Hunger
- ein leichter Schlag auf den Kopf.

Emotionaler Streß Emotionaler Streß kann sowohl Spannungskopfschmerzen als auch Migräne auslösen. In vielen Fällen ist es auch ein gemischter Kopfschmerz – eine Kombination von Spannungs- und Migränekopfschmerz.

Streßauflösung kann auch zum Migräneanfall führen. Der plötzliche Wechsel von Streß zu Entspannung provoziert den Anfall wahrscheinlich auf die gleiche Weise, wie auch eine freudige Überraschung und Erregung als Migräneauslöser wirken kann.

Vorbeugung von Migränekopfschmerzen

Manche Migränekranke können ihre Anfälle vorhersagen, weil sie mit einiger Regelmäßigkeit auftreten. Beispielsweise Frauen, die Migräne vor oder zu Beginn jedes Menstruationszyklus bekommen, wissen im allgemeinen, wann sie mit einem Anfall rechnen müssen. Im allgemeinen sind Migräneschübe jedoch nicht vorhersagbar.

Falls Ihre Migräne entweder vorhersagbar oder die Attacken so häufig sind, daß Sie Ihren Lebensstil behindern, sind Sie ein ausgezeichneter Kandidat

Wie man Migräne ohne Medikamente vorbeugt

- *Schlafen Sie nicht zu lange, auch nicht an Ihren freien Tagen.*
- *Vermeiden Sie abrupten Klimawechsel.*
- *Wenn Sie rauchen, versuchen Sie damit aufzuhören. Nikotin erweitert die Blutgefäße – was, wie wir bereits sahen, Migräne auslösen kann.*
- *Finden Sie heraus, ob Medikamente, die Sie gegen andere Beschwerden einnehmen, Ihre Migräne auslösen. Listen Sie alle Medikamente einmal auf, und vermeiden Sie die Arzneien, die bei Ihnen eine Migräne verursachen.*
- *Machen Sie regelmäßig körperliche Übungen.*
- *Wenn Sie nicht wissen, wie Sie sich entspannen sollen, lernen Sie es. Nehmen Sie Yogaunterricht oder lernen Sie, zu meditieren.*
- *Wenn Sie am frühen Morgen Migräne bekommen, essen Sie zur Schlafenszeit eine kleine Mahlzeit mit wenig Kohlehydraten.*
- *Zuwenig oder zuviel Koffein kann Kopfschmerzen hervorrufen. Passen Sie also auf, wieviel Sie zu sich nehmen.*

für einige neue Vorbeugungsmaßnahmen. Sowohl die Behandlung wie auch die Verhütung erfordern die Hilfe eines Arztes.

Vorbeugende Medikamente

- Ihr Arzt kann Ihnen Propanolol (Dociton), und zwar in einer Dosis von 10 – 240 mg täglich, als ein nützliches Mittel zur Vorbeugung von Migräne verschreiben. Eine der wirksamen Eigenschaften von Propanolol ist, daß es das Anschwellen der Arterien verhindert. Es verursacht auch eine Verringerung der Prostaglandinproduktion. Weniger Prostaglandine wiederum verringern die Gerinnungsneigung des Blutes. Untersuchungen haben ergeben, daß Prostaglandine und eine verstärkte Neigung zur Blutgerinnung signifikante Migräneauslöser sind.
  Migräneleidende mit Asthma, Lungenkrankheiten, chronischer Herzinsuffizienz oder Diabetes und solche, die Insulin, orale Medikamente gegen Hypoglykämie (Blutunterzucker) oder Antidepressiva nehmen, sollten Propanolol nicht einnehmen. Andererseits kann Propanolol für Migräneleidende, die Ergotamin-Präparate aufgrund von hohem Blutdruck oder Angina pectoris nicht vertragen, sehr nützlich sein. Die Arznei hilft, Migräne vorzubeugen, verringert auch den Blutdruck und wirkt gegen Angina pectoris.
- Wenn andere Vorbeugungsmaßnahmen nichts genützt haben, kann Ihr Arzt Methysergid (Deseril), normalerweise in einer Dosis von vier bis acht mg täglich, verschreiben. Die Arznei wirkt paradox. Erst blockiert sie die entzündlichen und gefäßverengenden Wirkungen von Serotonin, und dann unterstützt sie die Wirkung von Serotonin.
  Migräneleidende, die schwanger sind, oder solche, die ein sogenanntes peptisches Ulcus (gutartiges Geschwür in Teilen des Verdauungstraktes, die mit Magensaft in Berührung kommen), eine Erkrankung der peripheren Gefäße oder der Herzkranzarterie haben, sollten Methysergid nicht nehmen. Andere Nebenwirkungen, die

Hinweise für die Einnahme von Aspirin

- *Befolgen Sie die Anweisungen auf dem Beipackzettel.*
- *Überschreiten Sie nicht die empfohlene Dosis.*
- *Rufen Sie einen Arzt und setzen Sie das Aspirin ab, wenn Sie ungewöhnliche Nebenwirkungen, einschließlich Magenschmerzen, Blut im Urin oder Stuhl, Übelkeit oder ein Klingen in den Ohren, haben.*
- *Wiederholte Kopfschmerzen sind ein warnendes Anzeichen. Nehmen Sie Aspirin nicht länger als ein paar Tage ein.*
  Unter Aspirineinnahme kann die Diagnose von chronischen Schmerzen erschwert sein.
- *Aspirin kann toxisch wirken. Falls Sie kleine Kinder haben, bewahren Sie das Aspirin außer Reichweite der Kinder in einem sicheren Behälter auf.*

gegen eine kontinuierliche Verwendung sprechen, sind Übelkeit, Erbrechen, Bauchschmerzen, Durchfall, Schwindel, Angst oder Halluzinationen.

- Clonidin (Catapresan) ist ein blutdrucksenkendes Mittel, das bei der Vorbeugung von Migräne bei Personen, die empfindlich auf tyraminhaltige Nahrungsmittel reagieren (Käse, reife Bananen, Rotwein, Nüsse, Schokolade und saure Sahne u. a.), hilft.
  Ihr Arzt wird Clonidin im allgemeinen weniger häufig verschreiben als Propanolol. Die anfängliche Clonidin-Dosis beträgt normalerweise 0,1 – 0,15 mg täglich. Die Folgen können verhängnisvoll sein, wenn Sie die Arznei plötzlich absetzen. Nebenwirkungen von Clonidin sind leichte Magen-Darm-Beschwerden, Gewichtszunahme, trockener Mund und Schläfrigkeit.
- Nachdem vor nicht allzu langer Zeit Serotonin als Migräneverursacher nachgewiesen wurde, begann man, Antiserotoninmedikamente zur Verhütung von Migräne (siehe auch Seite 38) einzusetzen. Während der Schwangerschaft kann eine Frau kein Antiserotonin einnehmen. Als Nebenwirkungen sind Gewichtszunahme und Müdigkeit bekannt.
  Während Aspirin einen akuten Migräneschub nicht stoppen kann, kann es doch helfen, Migräne wirksam vorzubeugen, wenn man es richtig dosiert einnimmt. Nehmen Sie jedoch kein zusätzliches Aspirin, wenn Ihr Arzt Ihnen nicht dazu rät.

Die gerinnungshemmende Eigenschaft von Aspirin hilft die Klebrigkeit der Blutplättchen zu verhindern – das ist wegen der Korrelation von klassischer Migräne und Schlag- und Herzanfällen wichtig. Blutplättchen spielen eine wichtige Rolle bei der Gerinnung; einige Untersuchungen belegen, daß die Blutplättchen von Migränekranken eine erhöhte Neigung zur Klumpenbildung haben, was nahelegt, daß diese Anomalität für Schlaganfälle verantwortlich sein kann. Aspirin beugt somit nicht nur Migräneattacken vor, sondern ver-

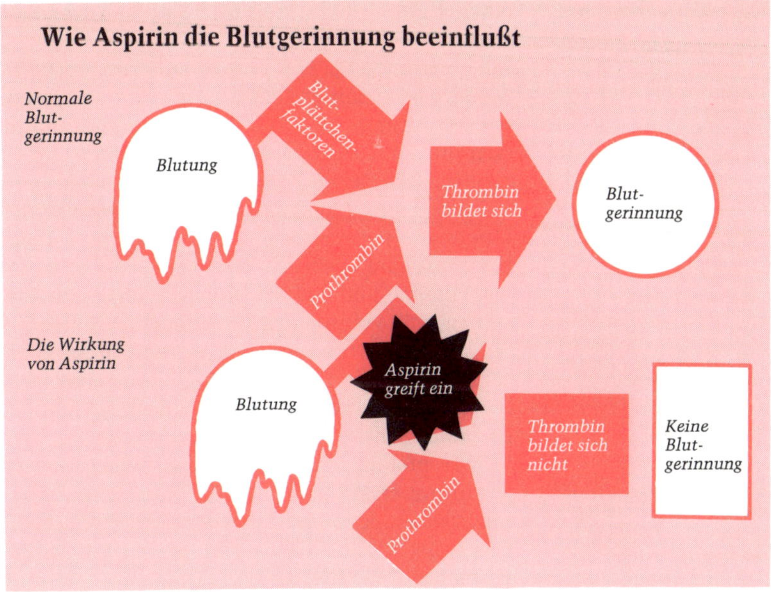

Was bewirkt Aspirin

- *Es senkt Fieber.*
- *Es wirkt abschwellend.*
- *Es lindert Schmerz.*

ringert auch das Risiko von Herz- und Schlaganfällen.

Andere gerinnungshemmende Arzneien, sogenannte Blutplättchenantagonisten, sind Sulfinpyrazon (Anturano) und Dipyradamol (Persantin).

In der Medizin werden Calciumantagonisten (Adalat, Verapamil, Nifedipin) zur Behandlung von Hypertonie, von Herzleiden wie Angina pectoris und Herzrhythmusstörungen eingesetzt. Calciumantagonisten verhindern die Verengung von Blutgefäßen, indem sie die Calciumionenbewegung in den Zellen der Blutgefäße stoppen. Die Wirkung von Calciumantagonisten auf verschiedene Kopfschmerzarten sind sehr vielversprechend. Bei entsprechenden Tests berichteten 85 Prozent der Personen, die an Gefäßkopfschmerzen litten, über eine Verbesserung; und die Testpersonen, die an klassischer Migräne litten, berichteten, daß die Prodrome entweder verringert wurden oder sogar ganz ausblieben.

Wo Amine herkommen

Die folgenden Amine sind Bestandteile bestimmter Nahrungsmittel und können Ihre Blutgefäße beeinflussen:

- *Dopamin (in Saubohnen)*
- *Histamin (in einigen Käsesorten und in alkoholischen Getränken)*
- *Octopamin (in einigen Zitrusfrüchten)*
- *Tyramin (in Rotwein, überreifen Käsesorten, Nüssen, reifen Bananen, Bier)*
- *ß-phenyläthylamin (in Schokolade).*

Zwei weitere Amine kommen aus den Nebennierendrüsen: Epinephrin (Adrenalin) und Norepinephrin (Noradrenalin). Auch sie beeinflussen die Blutgefäße.

Natürliche Substanzen und Kopfschmerzen

Ein Migräneleidender kann auf konzentrierte Mengen bestimmter Verbindungen überreagieren, wie auf Amine, die er mit der Nahrung aufnimmt oder die der Körper produziert. Diese Substanzen beeinflussen Verhalten und Stimmungen und können eine Verengung oder Erweiterung der Blutgefäße verursachen. Um etwas von der Behandlung und den vorbeugenden Medikamenten bei Migräne und anderen Kopfschmerzen zu verstehen, sollte man sich mit ein paar körpereigenen Substanzen vertraut machen, die auch in der Kopfschmerzforschung eine wichtige Rolle spielen.

Amine bilden die Basis der organischen Chemie. Es sind natürliche Stickstoffverbindungen. Der Körper produziert einige Amine selbst, andere entnimmt er der Nahrung. Viele Kopfschmerzforscher gehen davon aus, daß der Genuß von Nahrungsmitteln und Getränken, die zuviel Amine enthalten, Migräne auslösen kann.

In konzentrierten Mengen können (acht) Amine die Größe der Blutgefäße verändern. Blutdruck, Pulsschlag, Gehirntätigkeit und Nervenfunktionen sind einige Körperfunktionen, die von Aminen beeinflußt werden. Wenn Ihr Körper zuwenig oder zuviel Amine enthält, können Sie neurologische oder psychologische Probleme haben.

Serotonin, ein körpereigenes Amin, ist im Blut in scheibenartigen Gebilden, Blutplättchen, gespeichert. Ein hoher Serotoninspiegel erhöht die Aktivität des Magens und der Därme und beeinflußt die Zurückhaltung von Wasser. Ein hoher Serotoninspiegel verursacht angeblich in der Vorkopfschmerzphase bei Migräne ein Anschwellen der Hände und Füße und Durchfall. Während der Kopfschmerzphase eines Migräneanfalls sinkt der Serotoninspiegel, was zur Folge hat, daß einige Migräneleidende häufig urinieren.

Blutplättchen sind wichtig für die Blutgerinnung. Wenn die Wand eines Blutgefäßes verletzt wird, klumpen sich die Blutplättchen um die Verletzung herum zusammen, um die Blutgefäße zu verengen

Tyraminhaltige Nahrungsmittel

Diese Nahrungsmittel enthalten genug Tyramin, um Kopfschmerzen auszulösen:

Fleisch und Fisch

Leber
Saure Heringe
Hartwurst (einschließlich Salami und Pfefferwurst)
Geräuchertes Fleisch oder geräucherter Fisch

Milchprodukte

Käse (Hütten- und Vollfettkäse sind annehmbar)

Getränke

Bier
Wein (besonders Rotwein)

Genußmittel

Kaffee (in zu großen Mengen)
Schokolade

und stärkeren Blutverlust zu verhindern. Bei Migräneleidenden klumpen sich Blutplättchen leicht zusammen, was die Seh- und Sprachstörungen in der Vorkopfschmerzphase erklären kann.

Tyramin (abgeleitet von dem griechischen Wort für Käse) ist eines der Amine, die in Nahrungsmitteln vorkommen (siehe auch Nahrungsmittel mit Tyraminen, linke Spalte). Nahrungsmittel, die reich an Tyraminen sind, können Migränen auslösen und Blutgefäße verändern. Im Körper werden Tyramine durch Monoaminoxydase (MAO) aufgespalten. Wenn Sie dann zum Beispiel ein Antidepressivum nehmen, das MAO-Hemmer enthält, kann es zu Kopfschmerzen kommen, wenn Sie zugleich Nahrungsmittel essen, die reich an Aminen sind. Warum? Weil die MAO-Hemmer das Aufspalten von Tyraminen verhindern: Die Tyramine sammeln sich an, verursachen Kopfschmerzen und führen möglicherweise zu hohem Blutdruck und zu einem Schlaganfall.

Bradykinin, ein Reizstoff, kann Ihre Schmerzschwelle herabsetzen. Es wird vom Körper an einem Entzündungsherd produziert. Die Flüssigkeit in einer Blase beispielsweise enthält Bradykinin. Würde man diese Flüssigkeit einer anderen Person injizieren, bekäme diese schlimme Schmerzen. Die Zusammensetzung von Bradykinin ähnelt der des Wespengifts.

Prostaglandine sind Substanzen, die in allen Körperregionen und -organen zu finden sind. Nicht alle Prostaglandine sind bisher identifiziert worden. Die 15 oder mehr, die bis jetzt bekannt sind, haben Buchstabennamen mit tiefgestelltem Index: PGA- und PGE-Prostaglandine erweitern die Gefäße; PGE_1 verhindert die Blutplättchenklumpung (Blutgerinnung), während PGE_2 sie stimuliert; PGA_2 und PGE_2 unterstützen die Blutdruckregulierung; PGE_2 und PGE-α werden bei entzündlichen Prozessen tätig. (Erreicht Aspirin eine Entzündung, so verhindert es, daß beschädigte Zellen Prostaglandine abgeben; und ohne die sensibilisierende Wirkung von Prostaglandinen reagieren die Nervenenden nicht.)

Was können die Tatsachen über Serotonin bedeuten?

Fakten	*Mögliche Schlußfolgerung*
Serotonin wirkt verengend auf Arterien und andere Blutgefäße.	*Serotonin spielt eine Rolle in der frühen Migräneanfallsphase, wenn die Arterien sich verengen.*
Der Blutserotoninspiegel steigt, wenn Sie erbrechen.	*Der erhöhte Serotoninspiegel und seine arterienverengende Wirkung erklären die Verringerung des Kopfschmerzes bei einigen Migräneleidenden, wenn sie erbrochen haben.*
Serotonin verhindert Wasserabsonderung.	*Der hohe Serotoninspiegel in der Vorkopfschmerzphase erklärt das Anschwellen von Händen und Füßen der Betroffenen.*
Der Serotoninspiegel ist in der Migränevorkopfschmerzphase anomal hoch.	*Ein hoher Serotoninspiegel verursacht die Verengung der Blutgefäße in der Vorkopfschmerzphase.*
Eine Injektion von Serotonin lindert Migränekopfschmerzen.	*Die Fähigkeit von Serotonin, Blutgefäße zu verengen, stoppt das Pochen von überdehnten Arterien.*

Beruhigungsmittel

Beruhigungsmittel verlangsamen die Nervenfunktionen. Bei einigen Beruhigungsmitteln fühlen Sie sich entspannt. Andere, auch Sedativa genannt, machen Sie schläfrig oder lassen Sie einschlafen.

- *Manche Ärzte verschreiben andere Beruhigungsmittel, bekannt als Tranquilizer, um Spannung und Angstzustände zu lindern. Aus der regelmäßigen Einnahme von Tranquilizern kann sich eine mäßige psychologische und körperliche Abhängigkeit ergeben.*
- *Barbiturate, die in vielen Schlaftabletten enthalten sind, machen müde oder lassen Sie einschlafen. Sie werden leicht mißbraucht. Nervosität, Verlust der Bewegungskontrolle, Verwirrung und eine undeutliche Sprache sind Symptome eines Barbituratmißbrauchs. Bei regelmäßiger Einnahme von Barbituraten kann eine ernsthafte psychologische Abhängigkeit entstehen.*
- *Narkotika betäuben die Sinne und blockieren den Schmerz.*
- *Alkohol, ein anderes gängiges Beruhigungsmittel, sollte nie gleichzeitig mit Tranquilizern oder Barbituraten eingenommen werden. In Kombination können diese Beruhigungsmittel zu Bewußtlosigkeit und sogar zum Tod führen.*

5. Gefäßkopfschmerzen: Cluster-(Histamin-) Kopfschmerzen

Ein typischer Cluster-Kopfschmerzkranker ist ein Mann zwischen 20 und 50, der mäßig trinkt und raucht.

Wie die normalen und klassischen Migränekopfschmerzen sind auch Cluster-Kopfschmerzen mit einer Reizung und Erweiterung der Blutgefäße verbunden. Cluster-Kopfschmerzen werden so genannt, weil die extrem schmerzhaften Anfälle gehäuft (haufenförmig oder büschelweise) auftreten (Cluster = Büschel, Haufen, Menge; Anm. d. Red.). Obwohl sich die Fachleute über die Benennung der Störung nicht einig sind, beschreiben die Kranken den Kopfschmerz auf die gleiche Weise – als fast unerträglich, als massiv. Die Kranken schreien vor Schmerz, gehen auf und ab, verlieren manchmal die Selbstkontrolle bei ihren Bemühungen, den Schmerz zu stoppen, und können nicht stillsitzen. Wegen der sehr starken Schmerzen sind manche Kranke während eines Anfalls selbstmordgefährdet.

Die Störung tritt zyklisch auf, in immer wiederkehrenden ähnlichen Verläufen, die allerdings von Mensch zu Mensch unterschiedlich sein können. Ein Opfer kann einen Dreißigminuten-Kopfschmerz haben, drei- oder viermal am Tag, zehn Wochen lang, während ein anderer zweimal pro Woche sechs Monate lang unter neunzigminütigen Kopfschmerzanfällen leidet. Obgleich Cluster-Kopfschmerzen zu jeder Jahreszeit auftreten können, sind sie im Frühling und im Herbst am häufigsten. Im allgemeinen hören sie irgendwann einmal abrupt auf, um später in genannter Weise wiederzukehren. Bei einigen kommen die Cluster-Kopfschmerzen nie wieder, bei anderen hören sie so gut wie nie auf; ein tagtägliches, manchmal jahrelanges Leiden.

Die Worte »brennend« und »stechend« beschreiben Cluster-Kopfschmerzen ziemlich genau. Sie treten üblicherweise auf einer Seite des Kopfes auf. Der Schmerz kommt ohne Warnung oder

Fallstudie: Cluster-Kopfschmerzen

Dieter Reichenau, 47, und seine Frau Lena sind seit 25 Jahren glücklich verheiratet. Ihre zwei Kinder studieren an der Universität im zweiten und fünften Semester.
Dieters Kopfschmerzen begannen während einer glücklichen Zeit – genau nach den Sommerferien, als die Familie die Zulassung des Sohns zum Medizinstudium feierte.
Während dieser Feier griff Dieter plötzlich an seine rechte Schläfe und begann, schmerzgeplagt auf und ab zu gehen. Er sagte, daß der Schmerz sich so anfühlte, als ob ein Schürhaken sein Auge durchdringen würde. Gleichzeitig war sein rechtes Nasenloch verstopft, und sein rechtes Auge tränte. Fünf ähnliche Kopfschmerzschübe erlitt Dieter an mehreren Tagen nach dem Fest.
Der Hausarzt der Familie untersuchte Dieter gründlich und überwies ihn zu neurologischen Tests. Dieter hatte Cluster-Kopfschmerzen.

Prodrom und reißt das Opfer oft aus dem Schlaf. Typische Symptome sind gerötete und tränende Augen, eine laufende oder verstopfte Nase auf der Seite, wo der Kopfschmerz beginnt. Die Schmerzen können sich dann auf die untere oder obere Wange, den unteren Teil des Gesichts oder den Nacken verschieben. Manchmal breitet sich der Schmerz auf die andere Seite von Kopf und Nakken aus.

Wen befallen Cluster-Kopfschmerzen?

Anders als bei Migräne, ist die Disposition für Cluster- oder Histaminkopfschmerzen nicht erblich. Bisher gibt es keine einheitliche wissenschaftliche Meinung über die Persönlichkeit des Menschen, der an Cluster-Kopfschmerzen leidet, aber über zwei Tatsachen ist man sich einig: Leute

Wie Ihr Körper Arzneien absorbiert

Bevor irgendeine Arznei Ihre Kopfschmerzen lindern kann, muß der Körper sie absorbieren – das heißt, die Arznei muß ins Blut gelangen. Wie schnell sie Ihnen Linderung bringt, ist abhängig von der Art der Verabreichung. Wenn Ihnen der Arzt zum Beispiel eine Arznei intravenös spritzt, ist das Arzneimittel sofort zu 100 Prozent im Blut. Wenn er Ihnen die Arznei intramuskulär spritzt, muß der Körper die Arznei zuerst durch den Muskel absorbieren, ein aber immer noch relativ schneller Vorgang.
Anders verabreichte Arzneien brauchen zur Absorption meistens länger. Ein Zäpfchen, ein Nasenspray oder ein oral einzunehmendes Medikament (ein Medikament, das Sie durch den Mund einnehmen) müssen durch die Membrane, die Rektum, Nase oder Magen auskleidet, absorbiert werden. Die Arznei gelangt relativ langsam durch die Zellen dieser Bereiche ins Blut. In vielen Fällen bringt eine oral eingenommene Arznei die langsamste Linderung, weil eine Vielzahl von Dingen den Magen und andere Teile des Verdauungstrakts beeinflussen können: Nahrung und Flüssigkeiten im Magen, die Magensäure im Verdauungstrakt, sein Zustand, Geschwindigkeit des Blutes, das zu ihm fließt, verlangsamen den Absorptionsvorgang.

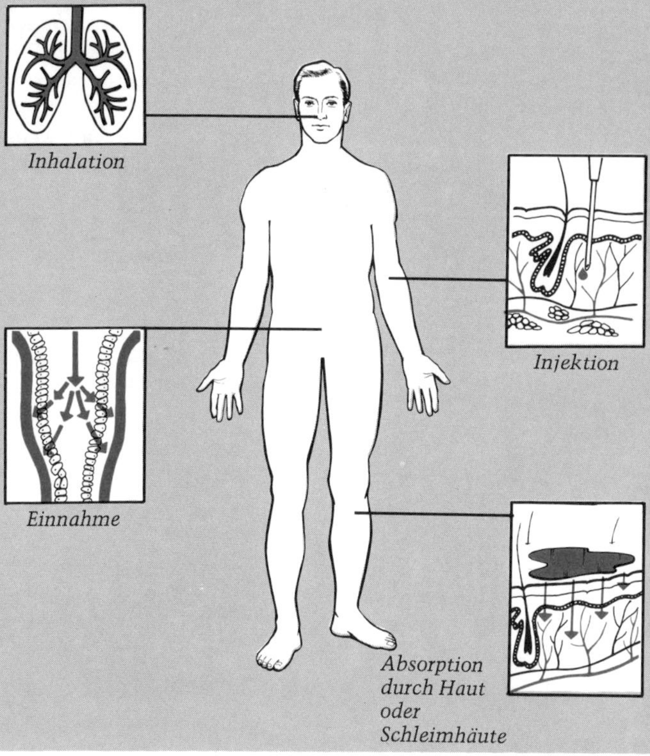

Hinweise auf Cluster-Kopfschmerzen

Wenn Sie eines oder mehrere dieser Symptome haben, haben Sie möglicherweise Cluster-Kopfschmerzen.

- *Ihre Kopfschmerzen sind extrem stark und dauern 30 bis 60 Minuten.*
- *Ein Auge tränt, und Ihre Nase ist verstopft oder läuft auf derselben Seite, auf der der Schmerz auftritt.*
- *Nachdem Sie etwas getrunken haben, treten Kopfschmerzen auf.*
- *Ihre Kopfschmerzanfälle treten in Clustern etwa vier- bis sechsmal an einem Tag auf.*

mit Cluster-Kopfschmerzen trinken und rauchen mäßig, und über 90 Prozent von ihnen sind Männer im Alter von 20–50 Jahren.
Da Cluster-Kopfschmerzen Gefäßkopfschmerzen sind, können sie von Substanzen, die die Blutgefäße erweitern, provoziert werden. Der bekannteste Auslöser ist Alkohol. Cluster-Kopfschmerzen können auch durch das Essen von nitrithaltigem Fleisch, die Einnahme von Nitroglycerin bei Herzinsuffizienz und von Histaminen (daher auch die Bezeichnung Histamin-Kopfschmerz) ausgelöst werden. Auch plötzliche Temperaturveränderungen wirken auslösend.

Behandlung

- Suchen Sie einen Arzt auf. Sie werden keine besondere Motivation brauchen – die Intensität und die Häufigkeit der Schmerzen werden das ihre dazu tun.
- Aspirin oder Apirinersatz hilft nur wenig, denn seine Wirkung tritt zu langsam ein. Während der Anfälle sollte man auf Alkohol und Tabak verzichten.

Medikamente

- Während eines Anfalls kann Ihnen der Arzt 15 Minuten lang Sauerstoff geben. Der Sauerstoff verhindert die Produktion von Prostaglandin, das die Erweiterung der Blutgefäße hervorruft. Er kann Ihnen auch Dihydroergotaminmesylat injizieren.
- Ergotamin, inhaliert oder als Zäpfchen verabreicht, erreicht Ihre Blutgefäße rasch.
- Wenn Ihre Anfälle auf diese Arzneien nicht reagieren, kann Ihnen der Arzt Steroide verschreiben.

Thermogramme

Thermographie mißt die Oberflächenwärme. Ein normales Thermogramm zeigt ein symmetrisches Muster mit geringen Temperaturschwankungen. Thermogramme von Patienten mit Cluster-Kopfschmerzen weisen kühle Flecken während eines Schmerzanfalls auf. Diese kühlen Flecken stellen die verringerte Blutzirkulation dar.

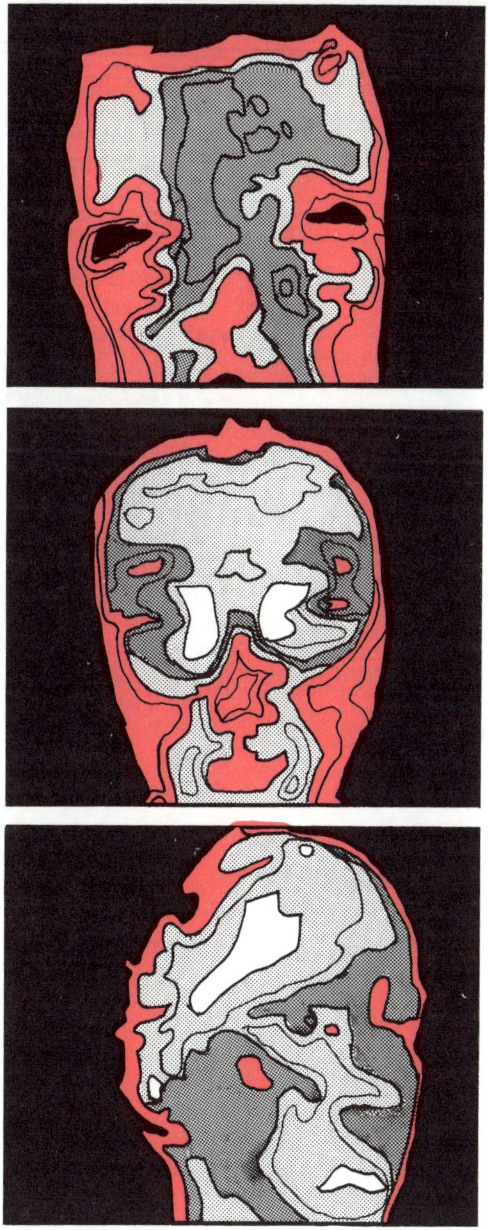

Vorbeugung

- Vielen Leuten hilft Methysergid (Deserril) zur vorbeugenden Behandlung; Cluster-Kopfschmerz-Patienten mit Gefäßkrankheiten, hohem Blutdruck oder einer beeinträchtigten Leber- oder Nierenfunktion sollten Methysergid jedoch nicht nehmen. Wenn Sie die Arznei vertragen, kann Ihnen der Arzt sechs bis zwölf Milligramm für vier Wochen zur täglichen Einnahme verschreiben.
- Als Alternativbehandlung kann Ihr Arzt Ihnen Prednison in 20-Milligramm-Dosen zweimal pro Tag zwei Wochen lang verschreiben. Prednison verringert die Entzündung, aber wenn Sie es lange Zeit einnehmen, müssen Sie mit Nebenwirkungen rechnen, einschließlich entzündeter und blockierter Venen (Thrombophlebitis), Übergewicht, anomalem Haarwuchs und Magengeschwüren.
- Falls Sie Methysergid oder Prednison nicht einnehmen können, kann der Arzt Ihnen Lithiumcarbonat ein- bis zweimal pro Tag drei bis sieben Tage lang verschreiben. Die Nebenwirkungen von Lithiumcarbonat sind Muskelschwäche und Verlust an Koordinationsfähigkeit.
- Geben Sie das Rauchen auf.
- Reduzieren Sie Ihren Alkoholkonsum.

6. Spannungskopfschmerzen

Spannungskopfschmerzen treten im allgemeinen in der Schläfenregion der Stirn oder im Hinterkopf und im Nacken auf.

Mit Ausnahme der »Sinuskopfschmerzen« – einem selteneren Kopfschmerz als es die Pharma-Werbung glauben machen möchte – sind die meisten Kopfschmerzen, die in der Reklame für Aspirin, Aspirinersatzprodukte oder Aspirinverbindungen aufgebauscht werden, Spannungs-(Muskelkontraktions-)kopfschmerzen.

Diese Kopfschmerzen sind im allgemeinen dumpf und hartnäckig, treten aber mit unterschiedlicher Heftigkeit auf. Menschen, die daran leiden, beschreiben den Schmerz als Schweregefühl, Druck oder Angespanntheit; »ein Band oder eine enge Kappe auf dem Kopf« und ein »Gewicht auf dem Kopf« sind zwei übliche Metaphern. Spannungskopfschmerzen und die sie begleitenden Empfindungen treten normalerweise in Schläfen und Stirn oder im Nacken oder Hinterkopf auf. Anders als bei klassischer Migräne gibt es bei Spannungskopfschmerzen im allgemeinen keine warnenden Frühsymptome, und sie scheinen nicht durch Nahrungsmittel oder hormonelle Veränderungen hervorgerufen zu werden.

Was ist ein Spannungskopfschmerz? Im Gegensatz zu dem, was sein Name vermuten lassen könnte, ist es nicht unbedingt ein Kopfschmerz, der mit emotionaler Spannung zusammenhängt (viele Nichtspannungskopfschmerzen werden durch emotionalen Streß hervorgerufen). Ein Spannungskopfschmerz ist mit einer Muskelkontraktion (daher auch seine zweite Bezeichnung) oder einer Verkrampfung in Kopf oder Hals verbunden. Die Muskelkontraktionen sind körperliche Reaktionen auf emotionale Probleme oder körperliche Störungen.

Wenn Sie Ihre Kopfhaut oder Ihre Nackenmuskeln während eines Spannungskopfschmerzes berühren, fühlen Sie verspannte Muskeln, die berührungsempfindlich sind. (Wenn Sie einen ähnlichen Schmerz in Ihren Wadenmuskeln haben,

Wie kommt es zu Spannungskopfschmerzen

Spannungskopfschmerzen beginnen, wenn ein Muskel in der Kopfhaut, im Hals oder in der Schulter verspannt ist. Der kontrahierte Muskel drückt die Blutgefäße, die zu ihm führen, zusammen. Als Folge davon bekommt das Gewebe um den verspannten Muskel herum nicht das Blut und den Sauerstoff, den es benötigt.

Die Zellen in dem Gewebe arbeiten zwar mit weniger Sauerstoff weiter, werden aber zeitweilig geschädigt. Außerdem setzen sie schmerzerzeugende Substanzen frei, wie Bradykinin, Histamin und Serotonin, sowie Schmerzsensibilisierer wie Prostaglandine.

Die Nervenfasern im Gewebe nehmen die chemischen und elektrischen Botschaften auf und übertragen sie an das Gehirn. Die Schmerzsignale wandern zu anderen Nerven auf dem Weg zum Rückenmark und dann zum Gehirn. Das Gehirn selbst fühlt den Schmerz nicht, aber es interpretiert den Schmerz, und Sie fühlen ihn.

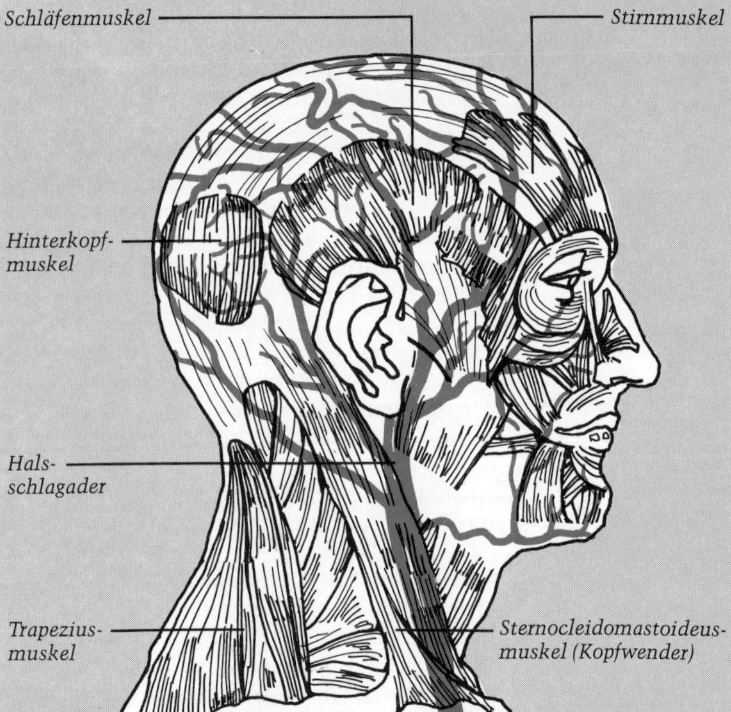

Der Sieger

Mehr als 80 Prozent der Leute, die einen Arzt wegen Kopfschmerzen aufsuchen, haben Spannungskopfschmerzen.

könnten Sie denken, Sie hätten einen Muskelkrampf.) Obgleich die Muskelkontraktion die Hauptbeschwerden bei Spannungskopfschmerzen verursachen, kommen auch von den Sehnen, Nerven und Blutgefäßen innerhalb und außerhalb der Muskeln Schmerzen.

Zwei Arten

Die zwei Arten von Spannungskopfschmerzen – normale und chronische – treten episodisch auf. Falls Sie an solchen schubweisen Kopfschmerzen leiden, suchen Sie wahrscheinlich nicht immer sofort einen Arzt auf, denn im allgemeinen kann man sie mit rezeptfreien Medikamenten unter Kontrolle halten.

Außerdem treten Ihre Kopfschmerzen wahrscheinlich nicht häufig auf. Über gelegentliche Spannungskopfschmerzen braucht man sich keine Sorgen zu machen, obwohl sie einen, wie alle körperlichen Beschwerden, sehr belasten können.

Sie sollten jedoch wissen, daß eine langzeitige Selbstbehandlung von chronischen gelegentlichen Spannungskopfschmerzen ernsthafte Probleme bringen kann. Auch wenn Sie nur gelegentliche Spannungskopfschmerzen haben, aber Aspirin nehmen, um sie loszuwerden, gehen Sie ein gewisses Risiko ein.

Zunächst sollten Sie die Quelle der immer wieder auftretenden Kopfschmerzen herausfinden. Dann müssen Sie einen Arzt aufsuchen, der Ihnen helfen kann, die geeigneten Mittel gegen Ihre Kopfschmerzen zu finden, insbesondere, wenn sie von Schlaflosigkeit, Verdauungsstörungen oder Konzentrationsmangel begleitet werden.

Wer bekommt Spannungskopfschmerzen?

Fast jeder Mensch leidet an gelegentlichen Spannungskopfschmerzen. Wenn Sie den ganzen Tag am Schreibtisch oder an der Schreibmaschine sitzen, müssen Sie lange Zeit eine starre Hals-

Fallstudie: Spannungskopfschmerzen

An der Universität verdiente sich Nicole Classen ihren Lebensunterhalt damit, daß sie Semesterarbeiten für andere Studenten tippte. Außer dieser Arbeit war sie im Fachbereich Anglistik acht Stunden pro Woche als Sekretärin tätig. Vor etwa drei Monaten begann Nicole über starke Kopfschmerzen zu klagen. Bis zu diesem Zeitpunkt hatte sie ihre Kopfschmerzen mit Aspirin unter Kontrolle halten können. Jetzt half das tägliche Aspirin nicht mehr gegen den dumpfen Schmerz im Hinterkopf und die schmerzhaften Knoten in der verspannten Hals- und Schultermuskulatur. Sie wachte zwar nicht mit Kopfschmerzen auf, hatte aber tagtäglich Schmerzen. Am Abend konnte sie ihren Hals kaum drehen. Schließlich ging Nicole zu ihrem Arzt.

Nachdem er Nicoles Krankengeschichte aufgenommen und sie untersucht hatte, unterhielt sich der Arzt mit ihr über ihre Kopfschmerzen. Während sie seine Fragen beantwortete, wurde Nicole bewußt, daß sie in ihren Jobs Kopf und Hals fast die ganze Zeit über in unnormalen, einseitigen Stellungen hielt. Der Arzt erklärte ihr, daß diese Belastung von Kopf und Hals die Spannungskopfschmerzen verursacht hatte.

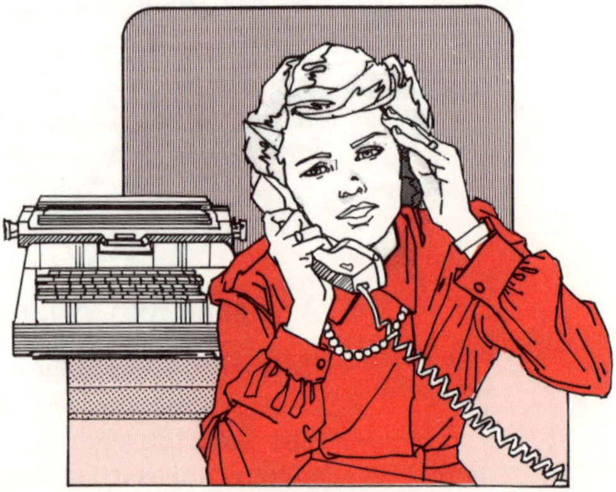

Die Verbindung Koffein/ Antazidum

Das »extra« bei »extra-starken« Kopfschmerzmitteln bedeutet manchmal Koffein, aber es gibt bisher keine zuverlässigen Beweise dafür, daß Koffein bei Spannungskopfschmerzen hilft (Koffein spielt jedoch eine Rolle bei der Linderung von Migränen). Ein weiteres »extra« bei einigen Kopfschmerzmitteln ist ein Antazidum, das keine Verbindung zu Kopfschmerzen hat. Antazida sind Substanzen, die gegen eine übermäßige Säure im Magen wirken.

Viele Ursachen

Spannungskopfschmerzen können auch aus anderen körperlichen Störungen oder aus Verletzungen des Halses, der Zähne, der Kiefer, der Augen oder anderer Teile des Körpers resultieren.

oder Kopfhaltung beibehalten. Falls Sie ein ängstlicher oder nervöser Mensch sind und unter Arbeitsdruck stehen, wenn Sie sich nur schwer entspannen können, wenn Sie ärgerlich oder depressiv sind und unfähig, diese Gefühle auszudrücken oder mit ihnen umzugehen, dann sind Sie wahrscheinlich ein Kandidat für Spannungskopfschmerzen.

Behandlung: Gelegentlich auftretende Spannungskopfschmerzen

Ein einfacher, episodischer Spannungskopfschmerz kann ohne jegliche Medikamente innerhalb von fünf bis zehn Minuten mit körperlichen Übungen, Ruhe, Entspannung, Massage oder Wärme gebessert werden. Wählen Sie eine der folgenden Techniken für sich aus, um Ihre Symptome zu lindern.

- Falls Sie sich Zeit nehmen können, verdunkeln Sie Ihr Schlafzimmer, legen Sie sich mit einer Kissenrolle unter dem Hals hin, und schließen Sie zehn Minuten lang die Augen. Atmen Sie tief ein, und konzentrieren Sie sich auf Ihr Atmen.
- Suchen Sie sich ein ruhiges Plätzchen, und schließen Sie die Augen ein paar Minuten lang.
- Legen Sie ein warmes Tuch auf Ihren Kopf und Hals, oder nehmen Sie eine warme Dusche.
- Zucken Sie ein paarmal mit Ihren Schultern. Dann dehnen Sie Ihren Hals und Ihren Kopf so weit wie möglich nach hinten. Lassen Sie Ihren Kopf langsam dehnend kreisen. Wiederholen Sie diese Übung einige Male.
- Versuchen Sie, so breit wie möglich zu lächeln. Lassen Sie Ihre Augen, Augenbrauen, die Muskeln der Wangen, der Kiefern und des Mundes mitlächeln. Lächeln Sie, während Sie bis fünf zählen, und wiederholen Sie dies mehrere Male. Diese Übung wirkt dem Stirnrunzeln entgegen, das Ihre Kopfschmerzen auch mit verursachen kann.
- Lassen Sie jemanden Ihren Nacken und die obere Schulterpartie massieren.

Warnung!

Trinken Sie keinen Alkohol, wenn Sie Narkotika, Barbiturate oder Beruhigungsmittel einnehmen.

- Falls Sie Kontaktlinsen tragen, entfernen Sie sie. Schließen Sie Ihre Augen und legen Sie die Spitzen Ihrer zweiten, dritten und vierten Finger auf die geschlossenen Augenlider. Üben Sie vier Sekunden einen leichten Druck auf die Lider aus. Dann drücken Sie mit zwei Fingern auf den inneren Rand der unteren Knochenleiste Ihrer Augenhöhlen. Drücken Sie drei Sekunden und machen dann eine Pause.
- Massieren Sie Ihre Schläfen. Legen Sie den zweiten und dritten Finger der linken Hand auf die linke Schläfe und die zweiten und dritten Finger der rechten Hand auf die rechte Schläfe. Legen Sie die Daumen an die Kiefer. Üben Sie einen leichten Druck aus und bewegen Sie die Finger kreisförmig (siehe auch »Akupunktur und Akupressur«, Seite 62).

Behandlung: Medikamente gegen Spannungskopfschmerzen.

- Aspirin oder Aspirinersatz sollten den gelegentlichen Spannungskopfschmerz lindern. Konsultieren Sie einen Arzt, wenn die Schmerzen nicht aufhören.
- Falls Sie während Ihrer Schmerzanfälle unter Angstzuständen oder Depressionen leiden, verschreibt der Arzt vielleicht ein Antidepressivum zusammen mit einem leichten Tranquilizer. Antidepressiva greifen in die Verwertung bestimmter Amine durch Ihren Körper ein, was zu einer erhöhten Verfügbarkeit von Epinephrin, Norepinephrin und anderen nervenstimulierenden Aminen führt. Ihr Arzt kann Ihnen Nortryptilin (Nortrilen) oder Protyptilin täglich verschreiben. Wenn Sie Schlafstörungen haben, kann Ihr Arzt Ihnen Doxepin (Aponal) oder Amitryptilin (Laroxyl, Tryptizol) in großen Dosen für die Nacht verschreiben (Warnung: Menschen, die an Kopfschmerzen leiden und zugleich grünen Star, hohen Blutdruck, eine Herzkrankheit oder Epilepsie haben, sollten keine Antidepressiva nehmen).

Kiefergelenksyndrom-Kopfschmerzen

Kiefergelenkprobleme können zu Kopfschmerzen führen. Sie haben Kiefergelenkprobleme, wenn Sie:

- *in der Nacht mit den Zähnen knirschen*
- *unter Schwierigkeiten kauen*
- *morgens Kieferschmerzen haben*
- *beim Kauen ein klickendes Geräusch im Kiefer hören*
- *Schwierigkeiten beim Öffnen und Schließen des Mundes haben oder wenn Sie den Kiefer von einer Seite zur anderen bewegen.*

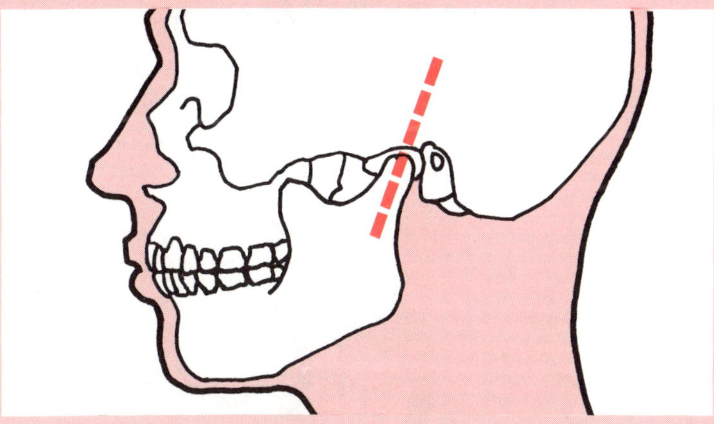

Normale Kiefer- und Zahnausrichtung. Sie sehen, daß die oberen und unteren Zähne gut ausgerichtet sind und richtig aufliegen.

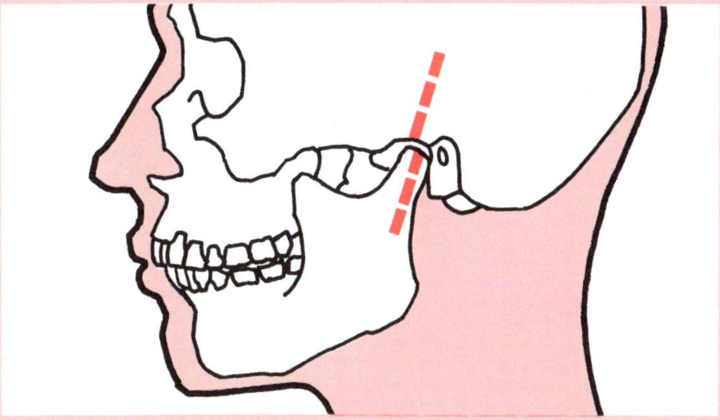

Kiefer und Zähne sind schlecht ausgerichtet. Die oberen und unteren Zähne passen nicht richtig zusammen, was zu Kiefergelenkproblemen führt.

Kopfdrehübungen

Wiederholen Sie diese drei Übungen fünfmal. Sie helfen Ihnen, den Spannungskopfschmerz zu lindern.

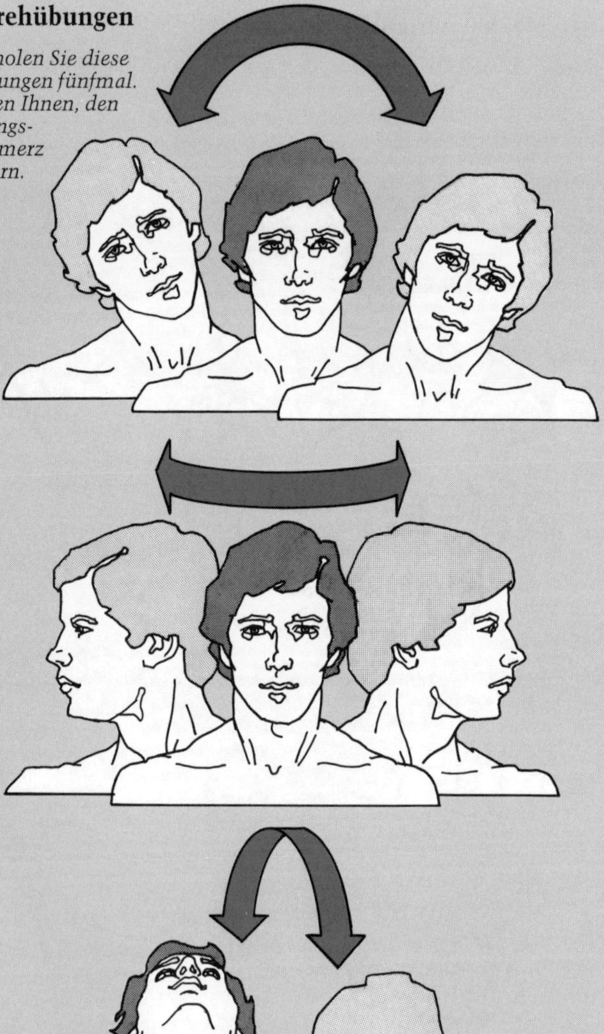

Knochenverschleiß

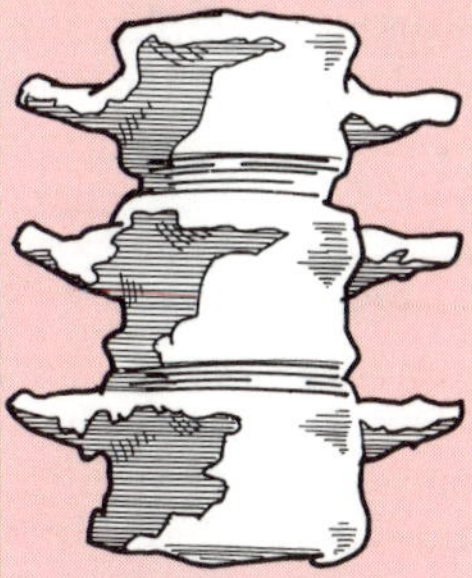

Normaler Diskus

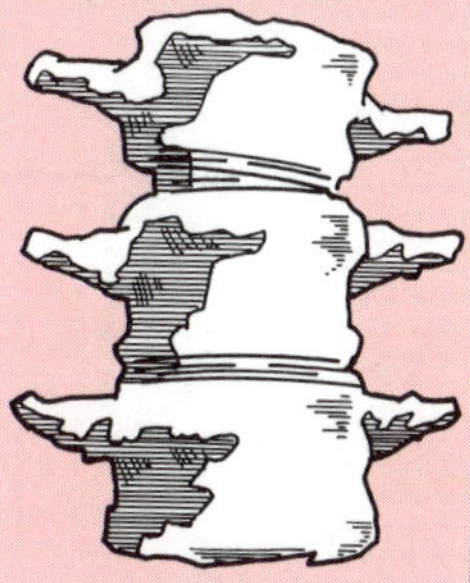

Verschlissener Diskus

Alter und Über- oder falsche Belastung können zur Degenerierung und Schwächung der Disken (Diskus = Bandscheibe; Anm.d.Red.) zwischen den Wirbeln führen. Wenn ein Diskus schwächer wird, verschleißen die Wirbel leichter. Ein Wirbel drückt dann auf den nächsten, und die Nervenwurzeln können auch zusammengedrückt werden. Aus dieser Konstellation kann ein Spannungskopfschmerz resultieren.

- Wenn Sie einen kombinierten Gefäß- und Spannungskopfschmerz haben, kann Ihnen Ihr Arzt Propanolol (Dociton) verschreiben.

Auslöser von Spannungskopfschmerzen

Wenn Ihr Arzt die Diagnose Spannungskopfschmerzen gestellt hat, müssen Sie die Auslöser für die Kopfschmerzen aufspüren. Ein wenig Selbstbeobachtung und Spürsinn werden Ihnen dabei helfen, ebenso wie folgende Hinweise:

Haltung Die Art, wie Sie Ihren Kopf und Ihren Hals über längere Zeit halten, kann Kopfschmerzen auslösen. Wenn Sie eine der folgenden Tätigkeiten ausführen, halten Sie Ihren Kopf und Hals bestimmt ungeschickt:

- Schreibmaschine schreiben, auf einem Stuhl sitzend, der zu niedrig ist
- im Bett lesen, auf Hand und Ellenbogen aufgestützt
- lange Telefonate führen mit dem Telefonhörer zwischen Hals und Schulter eingeklemmt
- in der Nacht oder bei schlechtem Wetter lange Auto fahren
- eine Zimmerdecke anstreichen
- im Bett fernsehen, mit dem Kinn auf der Brust oder den Kopf auf die Hand aufgestützt
- in Stühlen fläzen.

Wenn Sie Ihren Kopf und Hals lange ungeschickt halten, strengt das die Muskeln an und verursacht Muskelspannungen. Die Muskelspannung löst eine Kettenreaktion aus, die in einem Spannungskopfschmerz endet.

Jeder Gesichtsausdruck beansprucht die vielschichtige Tätigkeit von etwa 30 Muskeln. Blinzeln, Stirnrunzeln, selbst Lächeln während langer Zeiträume kann Muskeln verspannen, was dann zu Kopfschmerzen führt.

Krankheit, Trauma und andere Störungen Jedes der folgenden körperlichen Probleme macht Sie zu

Körperliche Anzeichen von Streß

- *Muskelverspannung*
- *Stirnrunzeln*
- *Kopfschmerzen*
- *zusammengeballte Fäuste*
- *schneller Herzschlag*
- *ungeschickte Kopf- und Halshaltung*
- *Schlaflosigkeit*
- *Ruhelosigkeit*
- *chronische Depression*
- *häufige Ermüdung*
- *Kurzatmigkeit*
- *zuviel Schlaf*

einem Kandidaten für Spannungskopfschmerzen:

- Osteoarthritis oder Knochendegeneration der Halswirbelsäule (des Nackens) erhöht Ihre Chancen, Spannungskopfschmerzen zu bekommen. Alle Männer und Frauen über 45 leiden in einem gewissen Ausmaß an Knochendegeneration. Wenn die Knochen der Wirbelsäule poröser werden oder verschleißen, können sie auf Nerven drücken und so Schmerzen verursachen. Wird auf die Halsnerven Druck ausgeübt, können daraus Spannungskopfschmerzen resultieren.
- Geburtsdeformationen, die Nacken und Wirbelsäule beeinträchtigen, und Verletzungen, wie ein Schleudertrauma, können Spannungskopfschmerzen hervorrufen. Obgleich Ärzte und Zahnärzte sich nicht einig sind, welche und wie viele Arten Kopfschmerzen durch eine Kiefer-

Was ist Weitsichtigkeit?

In einem normalen Auge arbeiten Hornhaut und Linse zusammen, um die Lichtstrahlen, die von einem Gegenstand reflektiert werden, zu beugen und sie auf der Netzhaut zu fokussieren. Unter normalen Umständen bilden die fokussierten Strahlen ein klares Bild.

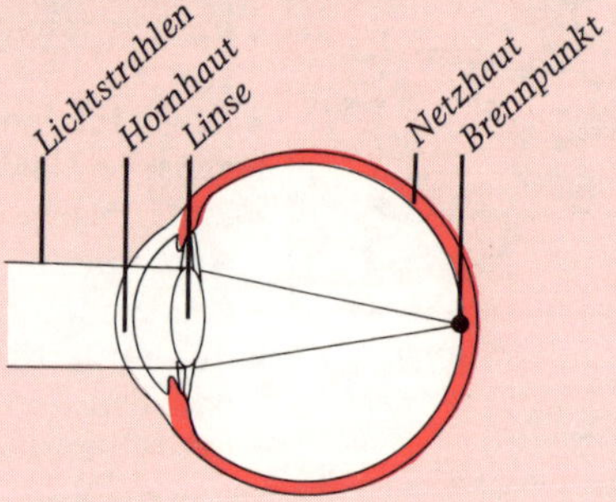

Bei einem weitsichtigen Auge fokussieren die Hornhaut und die Linse die Bilder von entfernten Objekten hinter *der Netzhaut. Dies verursacht auch eine verschwommene Sicht. Wenn Sie weitsichtig sind und Arbeiten verrichten, bei denen Sie mit den Augen nahe herangehen oder diese ständig wieder ausrichten müssen, um sie von nahen auf ferne Entfernungen einzustellen, können sich Spannungskopfschmerzen einstellen.*

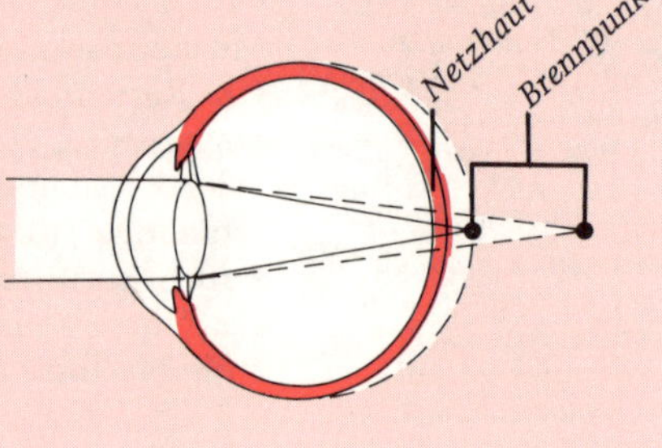

Warnung!

Wenn Sie sich, zum Beispiel durch irgendein Gymnastikprogramm über Ihre körperlichen Fähigkeiten hinaus überanstrengen, kann dies auch zu ernsthaften Verletzungen führen und Kopfschmerzen hervorrufen.

fehlausrichtung oder durch Kiefergelenkprobleme hervorgerufen werden, so sind sie es doch darin, daß sich die Kiefermuskeln verspannen können, wenn die oberen und unteren Zähne nicht richtig aufliegen. Die Fehlausrichtung kann Spannungskopfschmerzen hervorrufen.

- Auch die seltenen Tumoren der oberen Wirbelsäule können Ursache von Spannungskopfschmerzen sein.
- Eine Störung der Augenmuskeln und Weitsichtigkeit können ein schmerzendes Gefühl in der Augenregion erzeugen und einen Kopfschmerz auslösen, der sich zu Hinterkopf und Nacken ausbreiten kann. Kurzsichtigkeit jedoch ruft selten Kopfschmerzen hervor.

Schlechtes Licht, eine pingelige Arbeit, die dicht vor den Augen über längere Zeit ausgeführt wird, und Tätigkeiten, die eine häufige Aufwärts- und Abwärtsbewegung und Refokussierung der Augen erfordern, können auch zu Spannungskopfschmerzen führen.

Emotionaler Streß Chronische Spannungskopfschmerzen werden am häufigsten durch emotionalen Streß ausgelöst. Ein Gefühl von Hilflosigkeit, Mangel an Beherrschung, unterdrückter Ärger und Wut, Furcht und Ängstlichkeit, Konflikte mit anderen, Angst vor Versagen und Frustration können Kopfschmerzen bei Menschen verursachen, die sowieso von Haus aus dazu neigen. Manchmal führt dieser Streß auch zu Depressionen, Schlafstörungen, Gewichtsverlust, übermäßiger Müdigkeit oder sozialer Abkapselung.

Wenn Sie auf emotionalen Straß mit Spannungskopfschmerzen reagieren, haben Sie reale körperliche Beschwerden, vergleichbar mit einem Magengeschwür, das ein anderer Mensch durch Arbeitsstreß oder häusliche Schwierigkeiten bekommt. Natürlich wollen Sie zuerst den Schmerz behandeln, aber Sie müssen auch lernen, wie man ihn vermeidet. Um ein Vorbeugungsprogramm zu beginnen, müssen Sie herausfinden, warum Sie auf den Streß, der Ihre Kopfschmerzen auslöst,

Die richtige Innenbeleuchtung

Denken Sie an folgende Hauptpunkte bei der richtigen Beleuchtung eines Raumes:

- *Sie sollten zwei Arten von Licht haben: Diffuses und ein auf einen bestimmten Raumausschnitt gerichtetes Licht.*
- *Vermindern Sie starke Kontraste, indem Sie Lampenschirme benutzen.*
- *Auf Ihren Arbeitsbereich oder den Bereich, in dem Sie etwas genauer sehen wollen, sollten keine Schatten fallen. Die Lichtquelle sollte Ihnen nicht direkt in die Augen scheinen.*

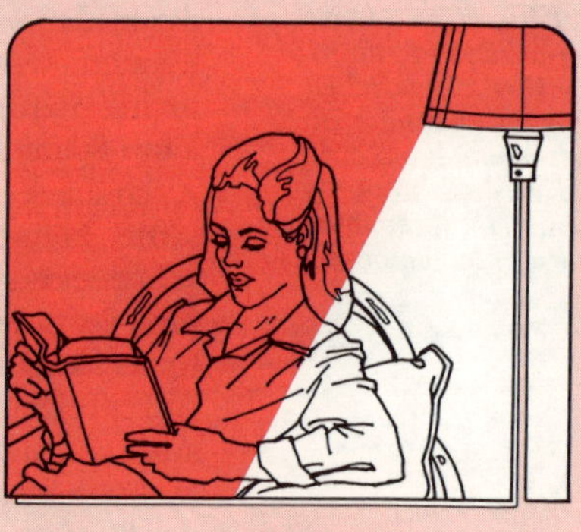

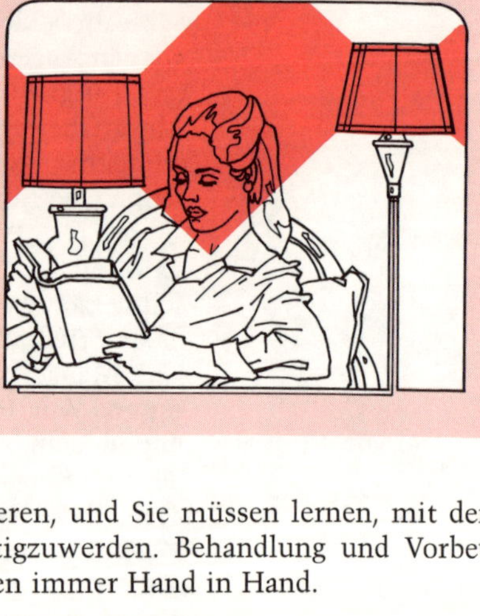

überreagieren, und Sie müssen lernen, mit dem Streß fertigzuwerden. Behandlung und Vorbeugung gehen immer Hand in Hand.

Wie man Spannungskopfschmerzen vorbeugt
Erproben Sie die im folgenden genannten acht grundlegenden Techniken zur Verhütung von Spannungskopfschmerzen:

- Da eine Überreaktion auf emotionalen Streß Spannungskopfschmerzen hervorrufen kann, gilt eine psychotherapeutische oder psychologische Beratung als sehr gute Methode zur Verhütung von Spannungskopfschmerzen. In vielen Fällen ist es nicht einfach, den Auslöser des

Streß

Streß ist nicht von vornherein schädlich. Er kann mobilisieren und aktivieren; man kann die freigesetzten Energien einsetzen, um sich selbst und andere zu motivieren. Streß kann lebensverlängernd wirken. Er schadet Ihnen nur dann, wenn Sie darauf überreagieren, mit den entsprechenden körperlichen Folgen. Da Streß Teil des alltäglichen Lebens ist, muß man lernen, damit positiv umzugehen, ihn richtig zu verarbeiten.

Kopfschmerzes herauszufinden. Selbst wenn Sie sehr hellsichtig sind, kann es sein, daß Sie die feine Verbindung zwischen der Ursache und Ihrem Kopfschmerz nicht erkennen.

- Wenn Sie sich bisher nicht regelmäßig körperlich betätigt haben, beginnen Sie jetzt damit. Wählen Sie eine geeignete Zeit für Ihre täglichen Übungen und halten Sie sich daran. Nehmen Sie entweder an einem der angebotenen Gymnastik- oder Sportprogramme teil oder suchen Sie sich ein ausgewogenes Bewegungsprogramm aus, das Sie allein absolvieren können. Wenn Sie Ihre körperlichen Übungen planen, informieren Sie sich zunächst eingehend. Suchen Sie nach einem vernünftigen Handbuch, dem Sie eine gute Übungsanleitung und das für Sie geeignete Gymnastik- oder Sportprogramm entnehmen können.
- Lernen Sie, sich zu entspannen. Experimentieren Sie mit Meditation, Selbsthypnose oder Yoga.
- Wenn Sie sich Stühle, Sofas, Kissen, Betten und Haushalts- oder Büromöbel und andere Einrichtungsgegenstände anschaffen wollen, denken Sie daran, daß sie körpergerecht sein sollten, um auch so verspannten Haltungen und Kopfschmerzen vorzubeugen.

Stühle mit Armlehnen zum Beispiel, verringern die Spannung auf den Nacken und die oberen Rückenmuskeln, da sie das Gewicht der Arme tragen. Feste Matratzen sind gut für die Stützung des Rückens. Zu fest gestopfte Kissen können andererseits Kopf und Hals in eine ungünstige Lagebeziehung zum oberen Rücken bringen. Ein Allzweckstuhl mit gerader Rückenlehne ist nicht geeignet, wenn Sie sehr viel an der Schreibmaschine sitzen.

- Während Arbeiten, die Hals, oberen Rücken und Kopf in eine ungeschickte Stellung bringen, müssen Sie kurze, aber häufige Pausen machen, um sich zu strecken.
- Versuchen Sie, einen regelmäßigen und nicht überfrachteten Zeitplan einzuhalten.

- Der Arzt kann Ihnen 20–40 Milligramm Propanolol (Dociton) täglich verschreiben, wenn Sie eine Kombination von Migräne und Spannungskopfschmerzen haben.
- Obgleich Antidepressiva abhängig machen können und niemals eine Heilung bedeuten, kann der Arzt Sie Ihnen verschreiben, wenn Ihre Kopfschmerzen aus starken Depressionen resultieren. Sie sollten aber zugleich nach neuen, besseren Wegen suchen, um mit emotionalem Streß fertigzuwerden.

7. Unterstützende Therapien

Therapien wie Akupunktur und Meditation sind zwar immer noch nicht allseits anerkannter Bestandteil moderner Schulmedizin, Ihr Arzt kann Ihnen aber durchaus vorschlagen, eine nichtmedizinische Therapie für Ihre Kopfschmerzen auszuprobieren, nachdem Sie ärztlich untersucht worden sind. Falls Sie an chronischen Kopfschmerzen leiden, können für Sie vielleicht gerade die Ent-

Biofeedback für die Schmerzkontrolle

Während einer Biofeedback-Sitzung wird der Patient in progressiven Entspannungstechniken unterwiesen. Der hohe Warnton der Maschine signalisiert der Patientin, wenn sie verspannt ist. Ihr Ziel ist es, den Warnton auszuschalten.

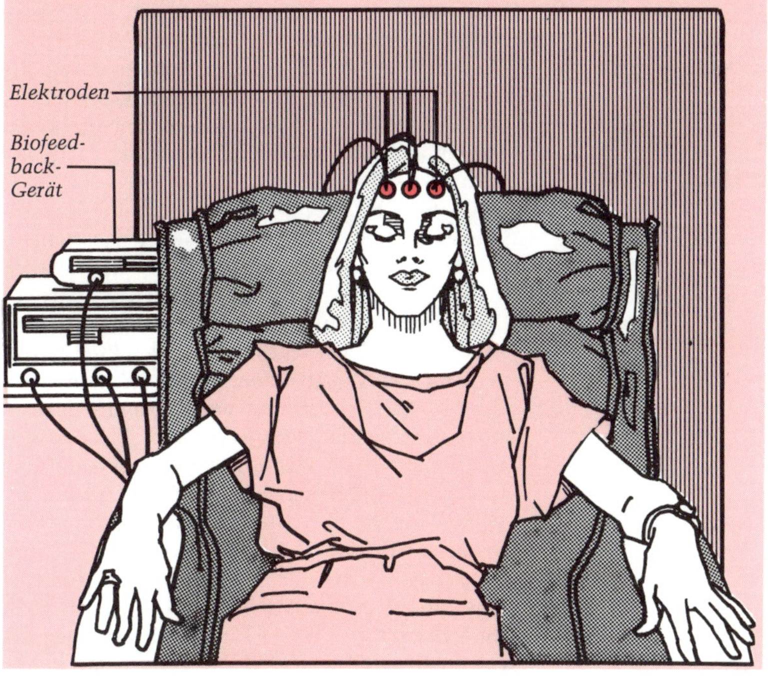

Ost trifft West

Obgleich viele östliche Kulturen seit Jahrhunderten die Erlangung von Selbstbewußtheit für ein wichtiges Ziel menschlicher Entwicklung erachtet haben, haben westliche Kulturen erst vor kurzem begonnen, den Disziplinen, die einen solchen Prozeß fördern, Aufmerksamkeit zu schenken. Biofeedback-Training kombiniert Aspekte der modernen Psychologie und elektronischen Technik mit einigen Elementen alter östlicher Praktiken, wie Yoga, Zen und Transzendentaler Meditation.

spannungstechniken einiger alternativer Methoden sehr nützlich sein. Benutzen Sie diese Methoden aber nicht als Ersatz für eine medizinische Behandlung, wenn Sie diese brauchen.

Biofeedback

Mit Biofeedback kann man lernen, einige der vom Willen nicht beeinflußbaren, unwillkürlichen Funktionen des Körpers zu kontrollieren. Zunächst werden mittels mechanischer oder elektronischer Geräte die Pulszahl, der Blutdruck und die Temperatur überwacht, aufgezeichnet und ausgewertet. Ihr Ziel ist es, diese im allgemeinen unwillkürlichen Funktionen kontrollieren zu lernen.

Besonders erfolgreich wurde das Biofeedback-Training bisher zur Behandlung von Kopfschmerzen eingesetzt. Obgleich Migränen und Spannungskopfschmerzen verschiedene Symptome, Ursachen und Auslöser haben können, haben die meisten Menschen, die an Kopfschmerzen leiden, eines gemeinsam: Sie reagieren überstark auf Streß und andere psychologische und physiologische Faktoren.

Falls Sie beispielsweise an Spannungskopfschmerzen leiden, die in den Nacken ausstrahlen, würde ein Teil Ihres Biofeedbacks von Elektromyograph-(EMG-) Sensoren kommen, die über der Nackenmuskulatur mit einem Klebeband befestigt werden. Die Elektroden würden Informationen vom Nacken zu einem Monitor übermitteln. Der Monitor würde Ihnen dann über ein Signal – einen summenden oder piepsenden Ton oder ein Licht – mitteilen, wann Ihre Muskeln entspannt sind. (Zu Beginn kann Ihnen der Trainer auch zeigen, wie Sie Ihre Muskeln anspannen.) Je entspannter Sie werden, desto intensiver wäre das belohnende Signal. Zuerst kann der Trainer die Maschine so programmieren, daß sie bereits positiv registriert, wenn Sie sich nur leicht entspannen. Später stellt er den Monitor so ein, daß er nur positiv reagiert, wenn sich Ihre Muskelverspannung deutlich verringert.

Veränderungen der Arterien

Sowohl an Migräne als auch an Spannungskopfschmerzen sind Gefäßveränderungen bei Hals- und Kopfarterien beteiligt. Durch Muskelkontraktionen werden die Blutgefäße zusammengedrückt und verengt und dadurch der Blutstrom zum Kopf behindert. Der an Migräne Leidende beginnt mit verengten Blutgefäßen, entwickelt aber während des Anfalls erweiterte Blutgefäße. Da ein Migräneleidender ungewöhnlich kalte Hände hat, weil der Körper versucht, das Blut im Gehirn zu halten, kann er den Kopfdruck durch Extrablutfluß verringern, indem er sich darauf konzentriert, den Blutstrom zu den Händen zu verstärken.

Hauttemperatur-Biofeedback kann helfen, die Temperatur der Hände zu erhöhen, und es so ermöglichen, eine Migräne im frühen Stadium zu unterdrücken. Beim Hauttemperatur-Biofeedback werden Temperaturmeßgeräte an den Fingern des Patienten befestigt. Der Patient konzentriert sich dann auf die Erhöhung der Temperatur der Hände und die Maschine überwacht die Ergebnisse. Dieses Verfahren scheint sowohl Migräne als auch Spannungskopfschmerzen zu verhüten oder zu stoppen.

Ein typisches Biofeedback-Trainingsprogramm besteht aus zwei Sitzungen pro Woche, vier oder fünf Wochen lang. Sie lernen dabei, die angespannten Muskeln von Kopf und Nacken zu entspannen, den Blutdruck zu verringern und die Hände zu erwärmen. Während der Trainingsperiode können Sie zu Hause üben und Aufzeichnungen über Ihre Fortschritte machen, falls Sie sich die entsprechenden Geräte ausleihen können. Nach dem Vierwochen-Training wertet Ihr Trainer die Wirksamkeit des Biofeedbacks für Sie aus.

Ihr Arzt sollte Ihnen bei der Wahl des richtigen

Biofeedback-Trainings helfen, nachdem er die Kopfschmerzen diagnostiziert hat. Biofeedback ist nützlich für bestimmte Kopfschmerzpatienten, aber es sollte nur Teil einer weitergehenden Behandlung sein. Falls Sie an klassischer Migräne mit Vorwarnsymptomen leiden, wird Ihnen besonders das Temperaturtraining helfen. Abgesehen davon, daß EMG bei Spannungskopfschmerzen hilft, hilft es auch bei Gefäßkopfschmerzen, da es Ihnen ermöglicht, sowohl die Heftigkeit als auch die Dauer des Anfalls zu verringern. Falls Sie gemischte Kopfschmerzen haben (eine Kombination von Gefäß- und Spannungskopfschmerzen), helfen sowohl das Temperatur- als auch das EMG-Training.

Akupunktur und Akupressur

Schmerzforscher sind ständig auf der Suche nach neuen Methoden, mit denen chronische Schmerzen, einschließlich Kopfschmerzen, unter Kontrolle gebracht werden können. Eine wichtige schmerzlindernde Technik, bei der keine Medikamente verwendet werden und die weiter umstritten ist, ist die alte chinesische Kunst der Akupunktur. Einige Schmerzspezialisten sind davon überzeugt, daß man mit Akupunktur Schmerzen lindern und sogar verhüten kann.

Weil Akupunktur mit einem Eindringen in die Haut verbunden ist, sind Nerven- oder Blutgefäßschädigungen und Infektionen nicht auszuschließen. Deswegen sind die behördlichen Zulassungsbestimmungen (z. B. in den Vereinigten Staaten) für Akupunktur strenger als für Akupressur und Chiropraktik.

Während einer typischen Behandlung führt der Akupunkteur zehn oder fünfzehn lange, feine Nadeln in verschiedenen Winkeln und Tiefen an bestimmten Stellen in den Körper ein, die der jeweiligen körperlichen oder psychischen Beschwerde zugeordnet sind. Dann dreht er die Nadeln und versetzt sie in Schwingungen, um die

Wie funktioniert Akupunktur?

Akupunktur beruht auf der Vorstellung, daß Krankheit aus einem Ungleichgewicht oder einem nicht richtigen Fluß der Lebenskräfte des Körpers entsteht. Um die Harmonie wieder herzustellen, führt der Praktiker lange dünne Nadeln entlang einer Reihe von Meridianen, oder Kanälen, ein, um so den schmerzenden oder kranken Körperteil zu beeinflußen.

Westliche Forscher haben mehrere Erklärungen für den Erfolg der Akupunktur. Eine davon besagt, daß die Akupunktur die Nervenfasern stimuliert, die die Nichtschmerzimpulse weiterleiten. Diese Impulse schließen das »Schmerztor«, indem sie die Leitung des Schmerzes im Rückenmark stoppen – bevor die Botschaft das Gehirn erreicht.

Eine weitere Erklärung ist, daß die Akupunktur den Körper stimuliert, seine eigenen Schmerzmittel zu produzieren (innere Opiate). Enzephalin (im Gehirn produziert) und Endorphin (aus der Hypophyse) wirken gegen Kopfschmerzen, wenn sie freigesetzt werden.

Schmerzen und bestimmte Streßarten, wie anstrengende, lange körperliche Aktivität, können die Freisetzung von Enzephalin und Endorphin stimulieren. Die Tatsache, daß Narcantin,

(Fortsetzung Seite 63)

eine Arznei, die die Wirkung von Narkotika beeinträchtigt, auch die schmerzlindernden Wirkungen der Akupunktur umkehrt, deutet auf eine Verbindung zwischen Akupunktur und den körpereigenen schmerztötenden Substanzen hin.

Chiropraktik

Chiropraktik ist zwar immer noch nicht allgemein als eine gültige medizinische Kunst anerkannt, Chiropraktiker werden jedoch häufig aufgesucht. Nach der chiropraktischen Theorie resultieren Schmerz und Krankheit aus einer falschen Ausrichtung der Wirbel. Chiropraktiker behaupten, Schmerzen lindern und Krankheiten heilen zu können, indem sie die Muskeln und Knochen der Wirbelsäule physikalisch manipulieren. Falls Sie einen Chiropraktiker aufsuchen möchten, sollten Sie sich vorher von einem Arzt untersuchen lassen, um möglicherweise bereits vorliegende Wirbelsäulenveränderungen auszuschließen, die durch eine körperliche Manipulation schlimmer werden können.

Stimulation zu verstärken. Der Patient kann die Empfindungen als stechende, schmerzende, pochende oder dumpfe Nadelstiche beschreiben. Einige Patienten spüren eine leichte Benommenheit. Bei einigen werden der Kopfschmerz, die Muskel- und Knochenschmerzen, der Streß und die Anspannung, die Schlaflosigkeit und die Zahnschmerzen nach einer zwanzigminütigen Sitzung gelindert, während andere zehn bis zwanzig Behandlungen brauchen. Einer der Nachteile der Akupunktur bei chronischen Schmerzen sind die Kosten. Außerdem kann der Zustand viele Behandlungen erfordern und zwischen den Sitzungen keine Schmerzlinderung hervorrufen.

Bei Shiatsu-Akupressur, einer alten japanischen Heilkunst, wird mit den Fingern Druck auf bestimmte Punkte des Körpers ausgeübt, um die Schmerzen zu lindern.

Bevor Sie die Shiatsu-Akupressur ausprobieren, messen Sie an einer Badezimmerwaage um zehn Pfund Daumendruck aus. Halten Sie die Druckstellung in dieser Stärke etwa zehn Sekunden lang, dann lassen Sie plötzlich los. Zuviel Druck ist gefährlich, aber zuwenig Druck ist nutzlos.

Massage

Eine leichte Massage des schmerzenden Nackens, des Kopfes und der Schultermuskeln kann Spannungskopfschmerzen lindern, da sie die Muskeln erwärmt und so entspannt. Mit Massagetechniken können Sie auch Krämpfe und Nervenschmerzen lindern.

Sie sollten Ihren Arzt nach einem qualifizierten Masseur oder einer qualifizierten Masseuse fragen. Wenn er Ihnen niemanden empfehlen kann, schlägt er Ihnen vielleicht einfache Massagetechniken vor, die sie selbst oder ein Partner ausführen können.

Akupressur

Wie man den Schmerz herausdrückt

Bei der Shiatsu-Akupressur wird zur Schmerzlinderung Fingerdruck an verschiedenen Körperstellen ausgeübt. Um zu üben, wie hart man pressen muß, benutzen Sie eine Badezimmerwaage, so wie in der Graphik gezeigt.
Denken Sie daran, jeden Punkt zehn Sekunden zu pressen und dann abrupt loszulassen.

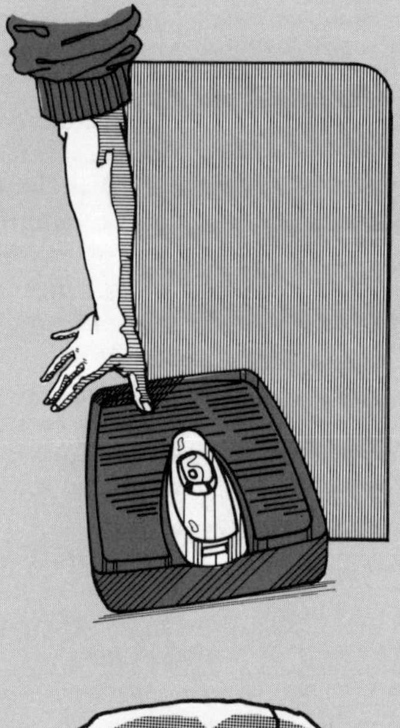

Akupressur-Übungen für den seitlichen Hals

Pressen Sie mit dem rechten Daumen auf die rechte Seite des Halses, mit dem linken Daumen auf die linke Seite des Halses, indem Sie einen Zehnpfunddruck auf jeden der vier Punkte ausüben.

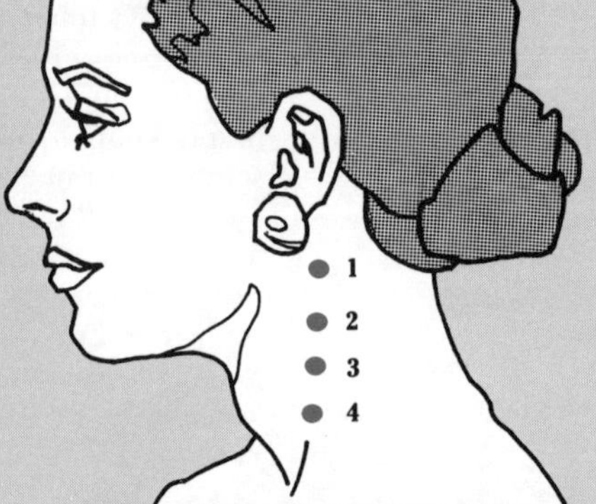

Akupressur des Hinterkopfes

Benutzen Sie die Spitze des Zeigefingers, um einen Zwölfpfunddruck auf die sechs Druckpunkte auf der Hinterseite des Kopfes auszuüben.

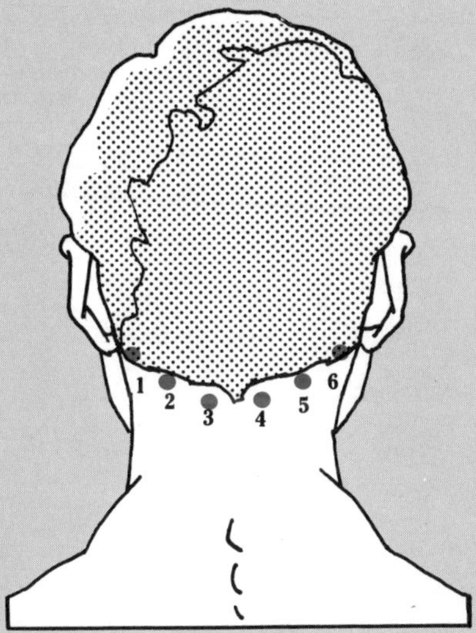

Nacken-Akupressur

1. *Verschränken Sie die Finger im Nacken, wobei die Daumen nach unten zeigen.*
2. *Üben Sie mit den Daumen einen Zwölfpfunddruck auf jedes der sechs Druckpunktpaare aus. Arbeiten Sie sich in parallelen Paaren von oben nach unten vor.*

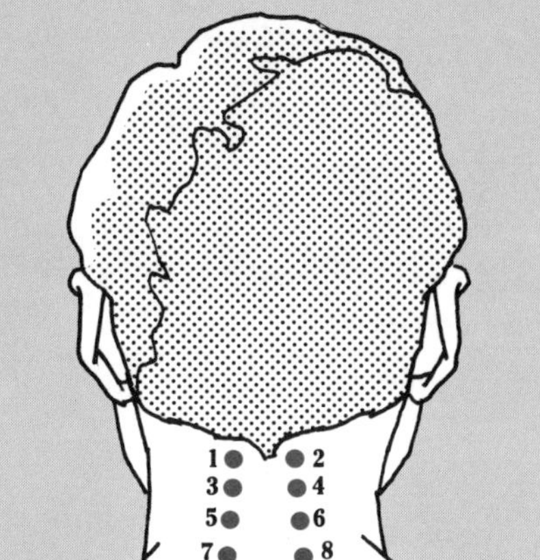

Massieren Sie sich selbst

Versuchen Sie einmal, sich selbst zu massieren, denn Sie selbst kennen am besten Ihre Muskeln und das für Sie richtige Druck- und Knetmaß. Während Sie massieren, werden Sie sich Ihrer Atmung bewußt, arbeiten Sie langsam, versuchen Sie sich zu entspannen und nicht anzustrengen. Bevor Sie mit einer Nacken- oder Schultermassage beginnen, sollten Sie sich mit Nackendehnungen entspannen.

Wann man sich nicht massieren sollte

Wenn man
- *einen nicht ausgeheilten Bruch hat,*
- *eine Zyste oder irgendeine andere nicht vertraute und nicht diagnostizierte Masse, die man fühlen kann,*
- *eine schwere, lokalisierte Arthritis,*
- *gerissene Muskeln oder eine*
- *Knochen- oder Muskelerkrankung.*

Hals

1. *Halten Sie die Schultern in gleicher Höhe.*
2. *Lassen Sie den Kopf langsam nach hinten sinken, bis das Kinn nach oben gerichtet ist.*
3. *Bewegen Sie den Kopf langsam zur rechten Seite, indem Sie das rechte Ohr so nahe wie möglich an die rechte Schulter bringen.*
4. *Während Sie dann langsam den Kopf auf die linke Seite bewegen, versuchen Sie mit dem Kinn die Brust zu berühren.*
5. *Dann bringen Sie das linke Ohr so nahe wie möglich zur linken Schulter.*
6. *Bewegen Sie den Hals zurück in die mittlere Stellung und wiederholen Sie die Dehnungen.*

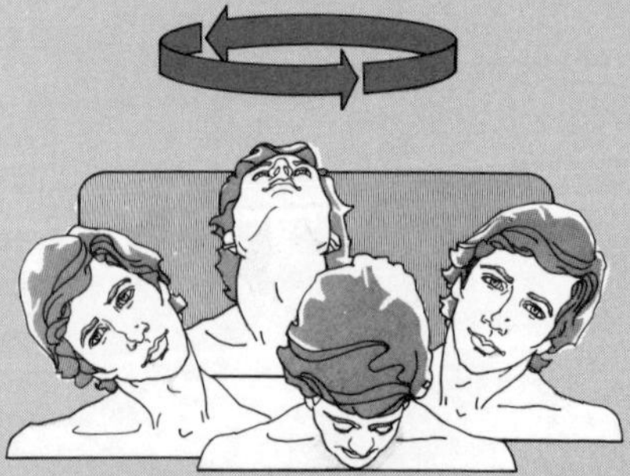

Gesichtsmassage

Längeres Blinzeln oder Stirnrunzeln kann Spannungskopfschmerzen auslösen. Eine Gesichtsmassage kann vorbeugend oder zumindest lindernd wirken.

1. *Manipulieren Sie mit Ihren Fingern das Gewebe unter der Hautoberfläche.*
2. *Beginnen Sie, mit beiden Händen Druck ausübend, in der Stirnmitte.*
3. *Manipulieren Sie die Muskeln und bewegen Sie die Hände in Richtung Schläfen und Gesichtsperipherie.*

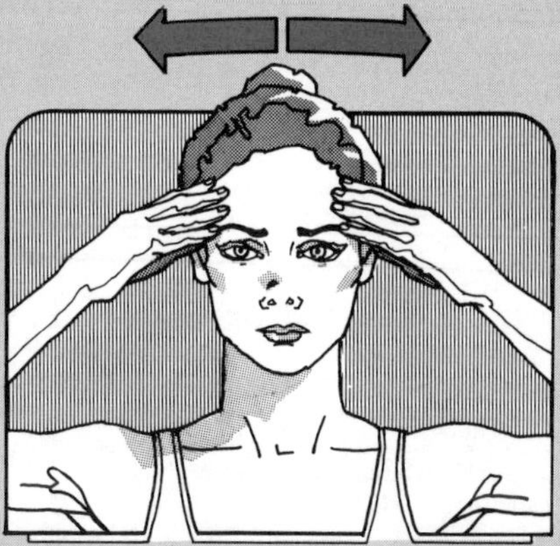

Kneten

Diese Übung stimuliert die Blutzirkulation und dehnt kontrahierte Muskelfasern.

1. *Legen Sie sich auf den Rücken oder setzen Sie sich mit einem leicht nach hinten geneigten Kopf hin.*
2. *Mit vier Fingern der rechten Hand kneten Sie die Muskeln im linken Nackenbereich, indem Sie sie leicht von dem Knochen wegziehen.*
3. *Lassen Sie die Haut langsam los.*
4. *Führen Sie die gleiche knetende Bewegung den Nacken hinunter und entlang der linken Schultermuskeln durch.*
5. *Wiederholen Sie den Vorgang mit vier Fingern der linken Hand im rechten Nackenbereich und entlang der rechten Schultermuskeln.*

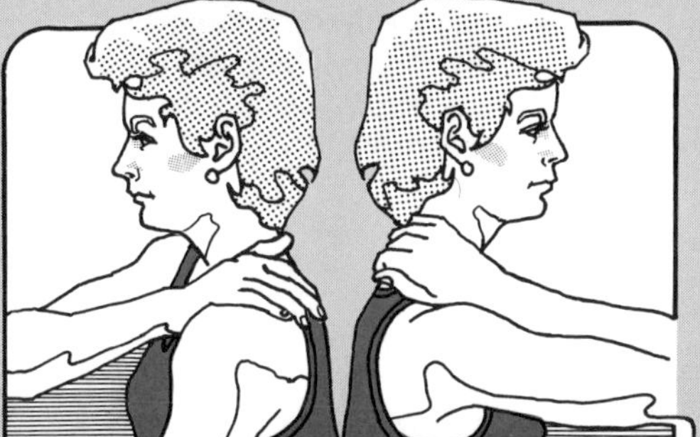

Streichübungen

1. *Setzen Sie sich in einen bequemen Stuhl.*
2. *Schließen Sie die Augen. Legen Sie die Fingerspitzen der ersten, zweiten und dritten Finger beider Hände auf die Mitte der Stirn.*
3. *Bewegen Sie die Finger mit sehr leichtem Druck langsam nach außen (rechte Hand – rechte Schläfe, linke Hand – linke Schläfe).*
4. *Nach zehn langsamen Strichen bewegen Sie die Finger zurück zur Stirnmitte.*
5. *Dann legen Sie eine Hand auf die andere und streichen nach oben.*
6. *Wiederholen Sie das mindestens zehnmal.*

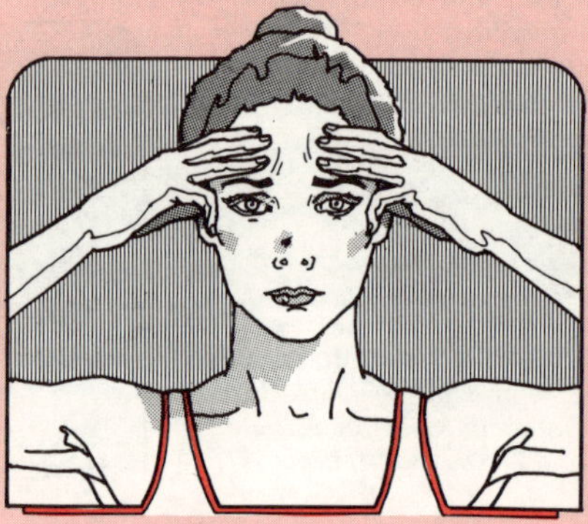

Meditation, Yoga und Entspannungstechniken

Wenn Sie an chronischen, streßbedingten Spannungskopfschmerzen leiden, ist es für Sie eine wichtige Fertigkeit, die Ihr tägliches Leben ändern kann, wenn Sie lernen, wie Sie sich entspannen können. Wenn Sie jedoch an Migräne leiden, würde Meditation Ihnen nach Beginn des Anfalls nicht mehr helfen. Sie kann allerdings helfen, einen Migräneanfall zu verhindern, der durch emotionalen Streß ausgelöst wird.

Atemübung

Tiefes Atmen trägt nicht nur dazu bei, daß Herz und Lungen wirksamer arbeiten, sondern es hilft Ihnen auch, sich zu entspannen. Atemübungen können Sie fast überall in jeder Stellung durchführen: Wenn Sie an Ihrem Schreibtisch sitzen, im Bett liegen, an der Omnibusstation auf den Bus warten oder wenn Sie fernsehen.
Schließen Sie Ihren Mund, atmen Sie langsam durch Ihre Nase ein und zählen dabei langsam für sich von eins bis fünf. Konzentrieren Sie sich dabei auf den Weg der Luft bis hinunter in den Bauch. Wenn Sie einatmen, soll sich der Bauch nach außen wölben. Dann atmen Sie langsam durch die Nase aus, und zählen dabei langsam von eins bis zehn. Atmen Sie so stark aus, wie Sie können, und ziehen Sie den Bauch dabei nach innen, bis er sich fest anfühlt.
Während Sie diese Übung durchführen, konzentrieren Sie sich nur auf das Atmen. Versuchen Sie, die Übung mindestens sechsmal zu wiederholen und mindestens zweimal am Tag durchzuführen.

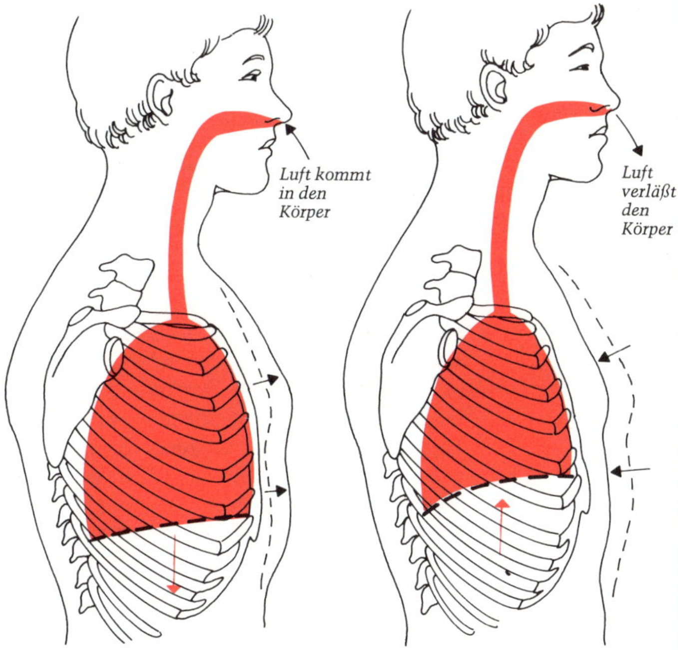

Einatmen *Ausatmen*

8. Sekundäre Kopfschmerzen

Wo liegt der Schmerz?

Gleichgültig, welche Art von Kopfschmerzen Sie haben, Ihr Gehirn fühlt die Schmerzen nicht. Die Nerven und Blutgefäße in den Hautschichten und Muskelschichten um den Schädel und das Gehirn herum sind es, die den Schmerz fühlen. Der Ort der Schmerzen liegt jedoch häufig nicht an der Quelle der physischen Störung. Dieses Phänomen wird weitergeleiteter Schmerz *genannt.*

Kopfschmerzen können Kopfverletzungen und viele Krankheiten begleiten; sie sind im allgemeinen auch mit solchen Symptomen wie Fieber, Muskelschmerzen, Unwohlsein und Schwindel verbunden. Solche Kopfschmerzen werden sekundäre Kopfschmerzen genannt. Einige sekundäre Kopfschmerzen signalisieren relativ harmlose Störungen im menschlichen Organismus, während andere ein Hinweis auf ernsthafte, möglicherweise lebensbedrohende Krankheiten sind. Die Intensität eines sekundären Kopfschmerzes sagt nicht notwendigerweise etwas über die Ernsthaftigkeit der Erkrankung aus. Einige Menschen, die an Gehirntumoren leiden, haben beispielsweise noch im späten Stadium der Entwicklung des Tumors nur leichte Kopfschmerzen, während andere mit relativ harmlosen Nebenhöhleninfekten äußerst schmerzhafte sekundäre Kopfschmerzen haben können, die sie fast arbeitsunfähig machen.

Zwei Hauptgründe

Sekundäre Kopfschmerzen können im allgemeinen nach zwei Schmerzursachen unterteilt werden: Entzündung und Zug oder Schub. Reizung und Infektion von schmerzempfindlichem Gewebe innerhalb des Schädels verursachen entzündliche Kopfschmerzen. Die verschiedenen Entzündungskopfschmerzen werden nach der betroffenen Primärstruktur benannt. Ein Kopfschmerz, der durch entzündete Schläfenarterien verursacht wird, wird beispielsweise Arteriitis temporalis genannt. Zug- oder Schubkopfschmerzen werden durch gezogenes oder verschobenes Gehirngewebe und verschobene Blutgefäße verursacht, was durch Tumorwachstum oder andere Schäden, die Platz brauchen, verursacht wird.

Warum wird Schmerz weitergeleitet?

Schmerz kann weitergeleitet werden, weil ein einziger Nerv oder ein Teil des Rückenmarks Informationen aus mehr als einem Körperbereich erhält oder weiter überträgt. Der fünfte Gehirnnerv leitet beispielsweise Empfindungen von vielen Teilen des Gesichts, den Augen, dem Mund, den Nebenhöhlen und den Hirnhäuten weiter. Ein infizierter Zahn zum Beispiel könnte aus diesem Grund Schmerzen in irgendeinem Bereich des Kopfes, dem Informationen von demselben Nerv zugeführt werden, verursachen.

Zu sekundären Kopfschmerzen kann es auch auf ähnliche Weise wie zu Migräne und Spannungskopfschmerzen kommen. Sekundäre Kopfschmerzen, die mit Fieber, Infektion, epileptischen Anfällen, Alkoholmißbrauch oder der Einnahme von toxischen Substanzen, mit Änderung des Blutdrucks oder Einatmen von schädlichen Dämpfen einhergehen, resultieren aus der Erweiterung der Hirnarterien. Sekundäre Kopfschmerzen, die die arthritische Degeneration der Hals- (cervikalen) Wirbel begleiten, entstehen aus Muskelkontraktionen.

Traumatische Verletzungen und Wucherungen oder Läsionen, wie lokalisierte Ansammlungen von Eiter (Abszesse), Geschwülste, die Blut enthalten (Hämatome) und Gehirntumore können Kopfschmerzen hervorrufen. Die Kopfschmerzen werden durch den direkten Druck der Wucherung auf schmerzempfindliche Nerven und von gezogenem oder verschobenem Gewebe im Schädel verursacht. Außerdem verursachen Wucherungen im Schädel im allgemeinen einen Spannungskopfschmerz.

Entzündungskopfschmerzen

Diese Kopfschmerzen werden im allgemeinen durch eine Reizung, eine Infektion oder eine Verletzung verursacht.

Heuschnupfenkomplikationen

Heuschnupfen, ein im wesentlichen lebenslanges saisonales Leiden, ist eher lästig als schwächend. Falls Sie an Heuschnupfen leiden, sind Sie überempfindlich gegen Infektionen der oberen Atemwege. Infektionen der Nebenhöhlen (Sinusitis) ist eine weitere häufige Heuschnupfenkomplikation.

Allergien

Falls Sie Heuschnupfen oder jahreszeitlich bedingte allergische Symptome haben – juckende, tränende oder geschwollene Augen, häufiges Niesen, verstopfte oder laufende Nase, Druck in Ohren und Kopf – sind die Schleimhäute der Nase und Nebenhöhlen vielleicht angeschwollen. Die Nebenhöhlen laufen nicht ab, was zu einem Druck führt, der Kopfschmerzen verursachen kann. Sie können auch einige allgemeine Symptome jahreszeitlich bedingter Allergien haben, wie Müdigkeit und Abgeschlagenheit. Allergiekopfschmerzen sind nicht das gleiche wie Nebenhöhlenkopfschmerzen. Ein Nebenhöhlenkopfschmerz wird durch eine Infektion verursacht.

Behandlung: Allergiekopfschmerz

Aspirin oder ein Aspirinersatz sollten einen sekundären Allergiekopfschmerz lindern. Entzündete Nebenhöhlen reagieren auf Dekongestationsmittel.

Temporalarteriitis

Wenn Sie mit den Fingerspitzen gegen die Schläfen drücken, fühlen Sie das Pulsieren der Schläfenarterien. Temporalarteriitis, eine Entzündung dieser Arterien, hat unbestimmte Ursachen. Eine Frühdiagnose ist wichtig, weil die Störung aufgrund einer verringerten Blutzufuhr zum Sehnerv Blindheit verursachen kann. Temporalarteriitis tritt selten vor dem 50. Lebensjahr auf (aber Migräneleidende können in der Anfallphase entzündete Schläfenarterien haben).

Temporalarteriitis tritt mit einer Vorkopfschmerzphase und in drei weiteren Hauptstufen auf. Während der Vorkopfschmerzphase kann man Fieber, Gewichtsverlust, Nachtschweiß und Skelettmuskelschmerzen haben. Ein Kopfschmerz leitet die erste Stufe ein, während der die Patienten einen bohrenden Schmerz in einer oder beiden Schläfen beschreiben, häufigere Kopfschmerzen in der Nacht, die den Schlaf stören, und Kopfschmerzen, die schwierig loszuwerden sind. Der Schmerz kann sich auf die Kopfhaut, die Augen, den Kiefer und andere Teile des Gesichts erstrecken. Kauen und das Öffnen und Schließen des Mundes können erschwert sein, wenn das Kiefergelenk mit betroffen ist. Einige Wochen nach dem Beginn der Temporalarteriitis sind die Schläfenarterien merklich angeschwollen.

Die zweite Stufe ist mit Augenkomplikationen verbunden und die dritte Stufe mit einer großen Vielfalt weiterer Komplikationen, einschließlich Blindheit, Schlaganfall, Herzkranzarterienverschluß und Blockierung der Blutzirkulation zu Füßen oder Händen.

Diagnose und Behandlung: Temporalarteriitis

Ein Bluttest wird eine erhöhte Anzahl weißer Blutkörperchen und Anämie nachweisen. Eine Biopsie der Arterien kann Anzeichen eines Verschlusses zeigen. Unter dem Mikroskop mit starker Vergrößerung kann eine Arterienverengung und eine Verdickung des Gewebes zu sehen sein. Gefäßaufnahmen der Schläfenarterien zeigen die Bereiche, in denen das Blutgefäß verengt ist, Bereiche, in denen das Blutgefäß erweitert ist und Bereiche, die normal zu sein scheinen. Der Arzt kann Ihnen 60 bis 80 Milligramm Steroidprädnison verschreiben, wobei die Dosis über einen sechs- bis achtmonatigen Zeitraum allmählich herabgesetzt wird. Um einen Rückfall zu vermeiden, können Sie als Erhaltungsdosis täglich fünf bis zehn Milligramm verschrieben bekommen.

Zahn-, Ohren- und Augenstörungen

Sekundäre Kopfschmerzen aufgrund von Zahn- und Ohrenstörungen sind selten, aber sie treten auf. Eine Ohrinfektion kann zu Ohrenschmerzen führen, und einige Zahnprobleme können einen Spannungskopfschmerz auslösen. Das Ohr ist oft Ort eines weitergeleiteten Schmerzes aus anderen Kopfbereichen. Einige Migräneleidende klagen beispielsweise über Ohrenschmerzen. Sekundäre Kopfschmerzen aufgrund von Augenproblemen sind häufig. Augenreizungen, wie Hornhautabschabungen, Hornhautentzündung und Uveitis verursachen erhöhten Augendruck mit starken,

Was passiert bei grünem Star?

Bei einem normalen Auge fließt Flüssigkeit von der hinteren Kammer durch ein Netzwerk von Gewebe zu einem Ausflußkanal in der vorderen Kammer, der Schlemm-Kanal genannt wird. Von dem Ausflußkanal fließt die Flüssigkeit in den Venenkreislauf.

Wenn die Iris in Kontakt mit dem Gewebenetzwerk kommt, blockiert sie die Flüssigkeit. Diese Blockierung erhöht den Flüssigkeitsdruck innerhalb des Auges. Als Folge davon werden die Nerven von der Blutzzufuhr abgeschnitten. Falls die Blockierung nicht beseitigt wird, kann dies zu Blindheit führen.

Bei einem akuten Glaukom kann der normale Abfluß durch eine plötzliche Erhöhung des Flüssigkeitsdrucks gestoppt sein; die Iris wird in den Augenwinkel geschoben, wo sie an die Hornhaut grenzt.

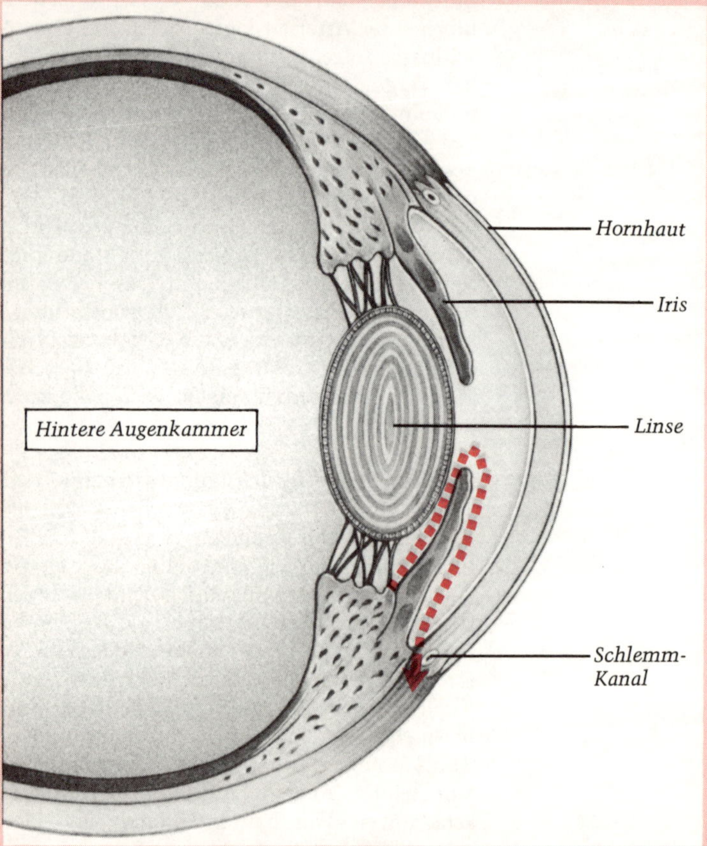

langandauernden lokalisierenden Augenschmerzen. Tumore hinter den Augen oder in Augennähe können sekundäre Kopfschmerzen hervorrufen. Wenn der Zustand behoben wird, verschwindet der Kopfschmerz.

Warnung!

Wenn Sie einen grünen Star haben, nehmen Sie ohne die Erlaubnis Ihres Arztes keine Arzneien ein.

Grüner Star (Glaukom) Jeder Erwachsene sollte einmal pro Jahr einen Augenarzt aufsuchen oder einen guten Optiker, um sich auf grünen Star untersuchen zu lassen, eine Augenkrankheit, die, falls sie nicht behandelt wird, zu Blindheit führt. Der Test umfaßt ein schmerzloses Messen des Augendrucks. Nicht jeder, der ein Glaukom hat, leidet an Kopfschmerzen, die durch den Druck verursacht werden. Leute, die an Kopfschmerzen, die mit grünem Star zusammenhängen, leiden, können Schmerz in oder um eines der beiden Augen haben. Andere Symptome können ein verschwommenes oder vermindertes Sehvermögen sein, eine fixierte, halb erweiterte Pupille, Übelkeit und Erbrechen. Ärzte können grünen Star mit Medikamenten oder durch eine Operation behandeln, je nach Schweregrad der Erkrankung. Patienten mit grünem Star sollten trizyklische Antidepressiva, Antihistaminika, einige Tranquilizer und Arzneien gegen Übelkeit vermeiden.

Infektion der oberen Atemwege

Eine Virus- oder Bakterieninfektion der oberen Atemwege kann starke Kopfschmerzen auslösen. Kopfschmerzen, die mit Fieber, Grippe, Erkältungen und anderen Infektionen einhergehen, können tatsächlich störender sein als das Grundübel selbst. Ein Kopfschmerz, der Fieber und Infektion begleitet, entwickelt sich, wenn sich die Blutgefäße erweitern, die Körpertemperatur ansteigt (die Natur »kühlt« so den Körper) und das empfindliche Gewebe entzündet wird.

Nebenhöhleninfektion (Sinusinfektion) Sie haben vier paarige Nebenhöhlen: die Stirnhöhle, die

Was ist mit den Nebenhöhlen?

Gleichgültig, was Sie im Fernsehen gehört oder in Werbeinseraten gelesen haben, Sie haben keine Nebenhöhlenkopfschmerzen ohne eine Nebenhöhleninfektion. Wenn Sie glauben, daß Sie eine Nebenhöhleninfektion haben, suchen Sie einen Arzt auf.

Nasennebenhöhle, die Oberkieferhöhle und die Siebbeinhöhle. Empfindliche Schleimhäute kleiden die Nebenhöhlen aus. Bei einer Nebenhöhleninfektion entzündet sich das Gewebe und schmerzt, da das Infektionsmaterial die Schleimhäute reizt und Druck verursacht. Obgleich die mit einer Nebenhöhleninfektion verbundenen Kopfschmerzen im allgemeinen über der entzündeten Nebenhöhle beginnen, können sie sich auch auf andere Teile des Kopfes ausbreiten. Eine Siebhöhleninfektion kann Schmerzen hinter den Augen oder am Oberkopf hervorrufen. Im allgemeinen ist der Kopfschmerz einer Sinusinfektion ziemlich stark, dumpf und nicht pochend. Wann immer Sie eine Sinusinfektion, ein lang andauerndes Fieber oder eine allgemeine Infektion haben, sollten Sie Ihren Arzt aufsuchen. Nachdem er seine Diagnose gestellt hat, wird er Antibiotika verschreiben und ein Dekongestationsmittel, und er kann Aspirin empfehlen, weil es Entzündung und Schmerzen verringern kann.

Was verursacht Meningitis?

Eine bakterielle oder eine Virusinfektion. Meningitis tritt auf, wenn die Krankheitserreger über die Nebenhöhlen, das Mittelohr, das Blut oder eine tiefe Kopfwunde in die Meningen (Hirnhäute) eindringen.

Infektion der Meningen Die Meningen sind die drei Häute (Dura mater, Arachnoidea und Pia mater), die das Gehirn umhüllen. Bakterien oder Viren können die Meningen infizieren und entzünden, eine Meningitis verursachen. Einige Virusinfektionen, wie Erkältungen, können eine Virusmeningitis hervorrufen. Obgleich sie nicht unbedingt bedrohlich verläuft, kann eine Virusmeningitis sehr unangenehm sein. Der Kranke hat sehr starke Kopfschmerzen, der Schmerz strahlt auf den Nacken aus, und er kann unter Schwindel, Ohrenklingen (Tinnitus), Lichtempfindlichkeit (Photophobie), Fieber, Schüttelfrost, Übelkeit und Erbrechen leiden. Die Ärzte verschreiben keine Antibiotika bei Virusmeningitis, denn Antibiotika wirken nur gegen Bakterien und nicht gegen Viren. Das Immunsystem des Körpers sollte selbst imstande sein oder dabei untersützt werden, die Infektion zu bekämpfen, und starke Schmerzmittel lindern die Kopfschmerzen. Bakterielle Meningitis dagegen ist eine lebensbedrohliche Krankheit, die mit einer Nackenversteifung und schweren Kopfschmerzen beginnt. Obgleich Arthritis der Halswirbelsäule und Grippe auch schwere Kopfschmerzen und einen steifen Nacken verursachen können, müssen Sie einen Arzt aufsuchen, wenn Sie diese Symptome haben. Bakterienmeningitis erfordert sofortige Behandlung, da sie sonst zu Koma und Tod führen kann.

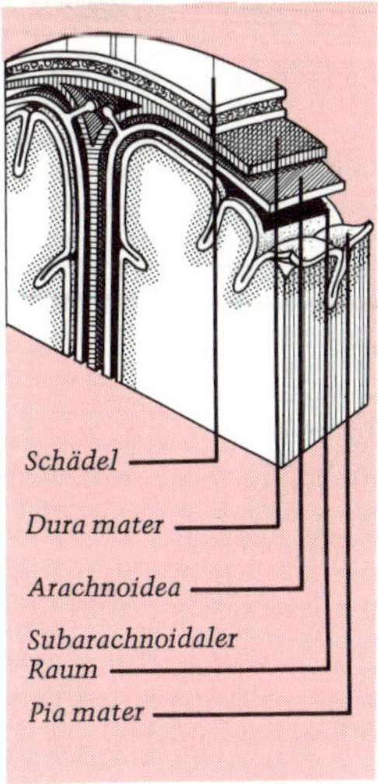

Die Meningen

Die Meningen hüllen schützend das Gehirn und das Rückenmark ein. Die äußerste und härteste Haut, die Dura mater, ist eine Knochenverkleidung. Ein Teil der Dura mater reicht in den Raum, der die beiden Gehirnhemisphären trennt. Die Pia mater ist die innerste Haut. Zwischen der Dura mater und der Pia mater liegt die Arachnoidea, ein dünnes, spinnwebartiges Gebilde. Der subarachnoidale Raum zwischen der Pia mater und der arachnoidalen Membran ist mit cerebrospinaler (Hirn-Rückenmarks-) Flüssigkeit gefüllt.

Zug- und Schubkopfschmerzen

Diese Kopfschmerzen werden durch gezogenes oder verschobenes Gewebe an den Blutgefäßen im Kopf verursacht, die im allgemeinen auf Verletzungen oder Wucherungen zurückzuführen sind.

Aneurisma

Bei einem Aneurisma wird eine Arterienwand geschwächt und aufgebläht (erweitert). Die Arterie kann platzen. Die Ärzte wissen nicht sicher, wodurch das verursacht wird oder warum sie aufplatzt. Aneurismen vergrößern sich mit erhöhtem Druck auf die Arterienwände und kommen häufiger bei Patienten mit hohem Blutdruck vor. Manche Menschen haben Aneurismen seit ihrer Geburt, im allgemeinen treten sie aber im Alter zwischen vierzig und Ende sechzig auf. Das Aufplatzen eines Aneurismas in einer Gehirnarterie verursacht eine subarachnoidale Blutung. Das Blut wird im Schädel freigesetzt und kann sich auch in das Gehirngewebe ergießen. Das häufigste Anfangssymptom eines geplatzten Aneurismas ist ein plötzlicher heftiger Kopfschmerz (nicht aufgeplatzte Aneurismen können starke Kopfschmerzen in Augennähe verursachen). Die Kopfschmerzen können sich auf eine Stelle konzentrieren oder allgemein auftreten, und der Nacken, der Rücken und selbst die unteren Gliedmaßen können sich versteifen. Später wird der Schmerz klopfend und dumpf. Der Kranke, der an einem

Fallstudie: Aneurisma

Hans Waller, 39, weiß noch genau, wann seine Kopfschmerzprobleme begannen. Er hatte eine gute Nachricht erhalten und lief ins Haus, um zu telefonieren. Plötzlich wurde ihm schrecklich übel. Er beschrieb, daß ihm wie aus heiterem Himmel ein scharfer Schmerz in die Stirn fuhr. Der Schmerz strahlte bald zur Hinterseite seines Kopfes aus, und er erbrach heftig. So etwas war ihm noch nie zuvor passiert. Er litt eigentlich selten unter Kopfschmerzen. Am folgenden Tag hatte er auch hinter seinem rechten Auge Schmerzen. Hans hatte mehrere Monate lang keine weiteren Kopfschmerzen. Ein zweiter Schub trat auf, als er eine schwere Kiste anhob. Er spürte einen scharfen Schmerz in seiner linken Schläfe, und der Schmerz strahlte in seinen Nacken. Wiederum mußte er heftig erbrechen. Nach dem zweiten Anfall suchte Hans einen Arzt auf. Aufgrund der Plötzlichkeit und Seltenheit der Anfälle und der Erweiterung der linken Pupille von Hans hatte der Arzt den Verdacht einer schwerwiegenden Störung. Die neurologischen Tests bestätigten, daß er ein leckendes Aneurisma hatte.

Aneurisma leidet, kann den Kopfschmerz als den schlimmsten, den er je gehabt hat, beschreiben. Das örtlich begrenzte Auftreten der Schmerzen zu Beginn des Anfalls hilft dabei, den genauen Ort der Blutung zu bestimmen. Der anfängliche Kopfschmerz ist auf die Erweiterung des Blutgefäßes und das Aufplatzen zurückzuführen; nach dem Aufplatzen ändert sich der Kopfschmerz, wenn die Meningen durch die Blutung gereizt werden. Andere Symptome eines aufgeplatzten Aneurismas sind Schwindel, Schwindelgefühl und Bewußtlosigkeit. Bei einer massiven Blutung kann das Opfer ins Koma fallen.

Übliche Stellen für ein Aneurisma

Von den sieben Arten von Aneurismen, die im Gehirn vorkommen können, sind die Sack- (Beeren-) Aneurismen am häufigsten. In der Graphik sind die Stellen bezeichnet, an denen sie in der Hauptsache auftreten. Sie werden bemerken, daß das meistens dort der Fall ist, wo sich die Gefäße teilen.

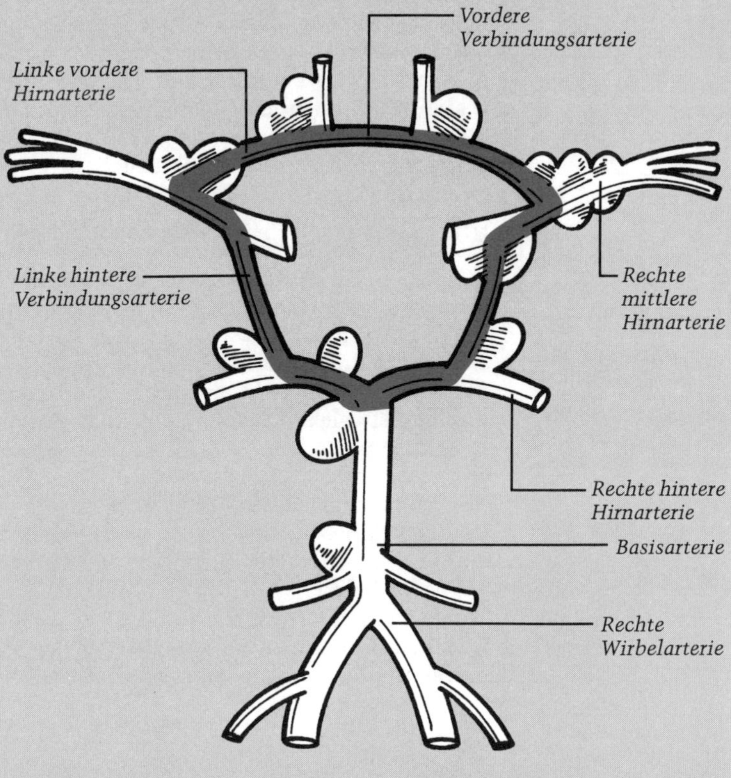

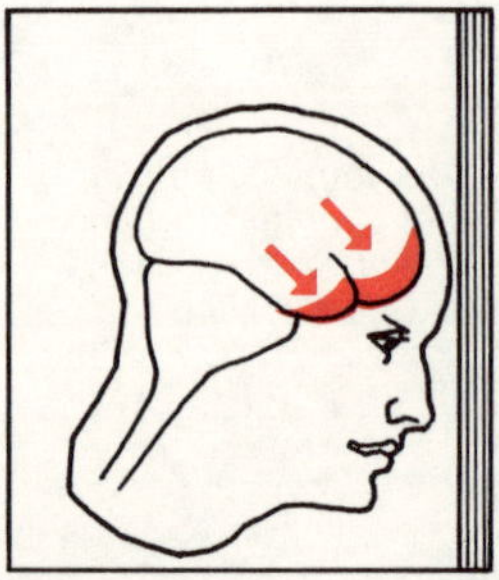

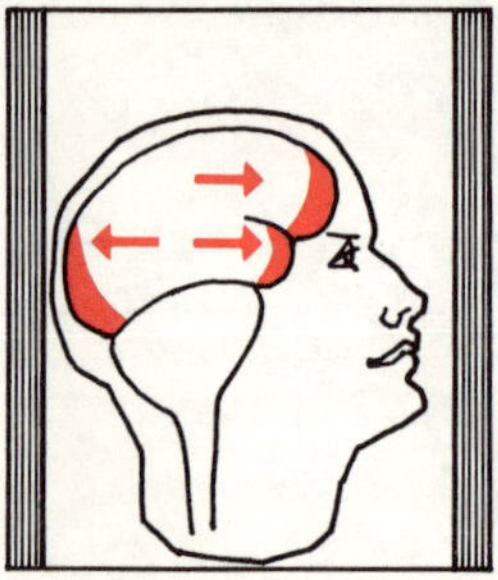

Herniation oder Verschiebung des Gehirns

Schwellungen innerhalb des Schädels, die Wucherung eines Tumors oder einer anderen Schädigung, die Raum einnimmt, schaffen Druck. Als Folge davon verschiebt sich das Gehirn oder herniiert in den Hirnstamm – ein lebensbedrohlicher Vorgang (Hernie – Bruch, Hernitation – Bruchbildung im Sinne von Einklemmen oder Zusammendrücken oder »Ausbeulen« des Hirns; Anm. d. Red.).

Gehirnabszeß

Bei einem Gehirnabszeß sammelt sich Eiter im Gehirn an. Ein Abszeß kann zwischen einer mikroskopisch kleinen und einer Größe schwanken, die größere Teile einer Gehirnseite einnimmt. Ein Gehirnabszeß wird normalerweis durch Bakterien verursacht, die in den Schädel nach einer Kopfverletzung oder durch eine Infektion des Kopfes oder durch eine Infektion an einer anderen Stelle des Körpers eindringen. Nicht behandelte oder chronische Infektionen des Mittelohres, der Nebenhöhlen oder der Lungen können einen Gehirnabszeß hervorrufen. Einige Symptome eines Gehirnabszesses sind Kopfschmerzen, Fieber, Übelkeit, Brechen, Anfälle und schlaganfallartige Symptome. Etwa ein Drittel der Gehirnabszeßpatienten hat jedoch kein Fieber. Ein Abszeß in dem Teil des Gehirns, der das Atmen steuert, kann zusätzliche Symptome verursachen, wie Schwierigkeiten beim Schlucken. Einige diagnostische Verfahren, mit denen Gehirnabszesse nachgewiesen werden, sind Schädelröntgenaufnahmen, Rückenmarkspunktion (Lumbalpunktion) und Computertomographie (CT) (siehe Kapitel Medizinische Beurteilung Ihrer Kopfschmerzen, Seite 98ff.). Bestätigt sich die Diagnose, kann der Arzt den Abszeß mit Antibiotika und Cortison behandeln, um die Gehirnschwellung (Hirnödem) zu verringern. Falls der Abszeß sich weiter vergrößert und die Symptome schlimmer werden – eine anomale Langsamkeit des Herzschlags (Bradykardie), Verwirrung und Benommenheit, Anschwellen der Sehnervenpapille (Papillenödem) – kann eine Operation erforderlich sein.

Gehirntumore

Kopfschmerzen sind selten die einzigen Symptome eines Gehirntumors, und die, die von Gehirntumoren verursacht werden, haben fast immer vor nicht allzu langer Zeit angefangen. Im

Die Stadien eines Gehirnabszesses

Bei einem Gehirnabszeß sammelt sich Eiter im Gehirn an. Ein Abszeß entwickelt sich im allgemeinen nach einer Hirnverletzung, einer Gehirnoperation oder durch benachbarte Infektionen in Ohr und Ohrbereich oder aber in den Nebenhöhlen. Patienten mit einem Gehirnabszeß sind oft zwischen zehn und 35 Jahre alt.

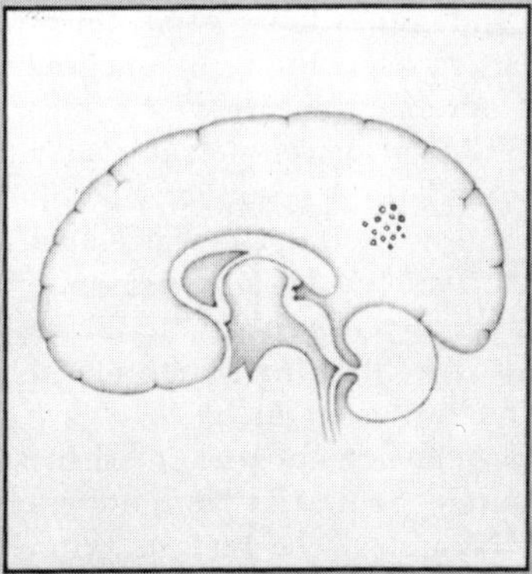

1. Eine Infektion breitet sich zu einem Gehirnbereich aus; die Stelle schwillt aufgrund einer anomalen Anzahl weißer Blutkörperchen an.

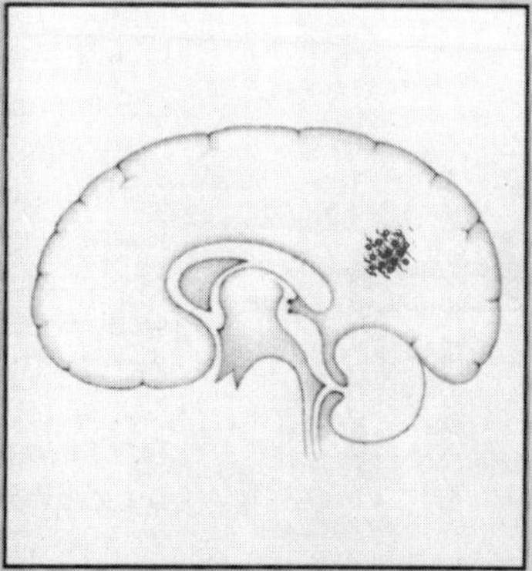

2. Das Abszeßzentrum wird verflüssigtes totes Gewebe.

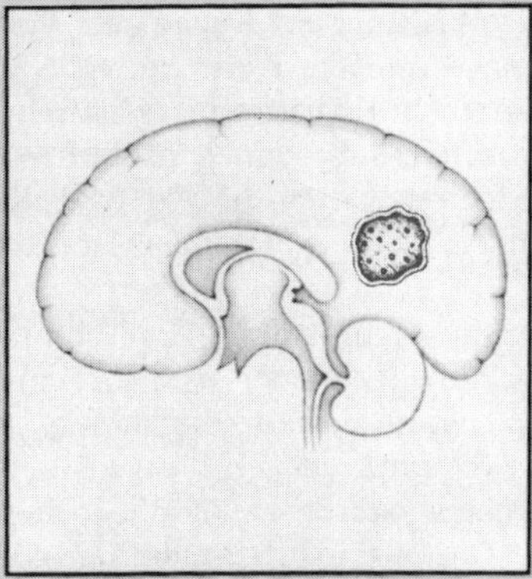

3. Eine Bindegewebskapsel bildet sich um den Abszeß herum.

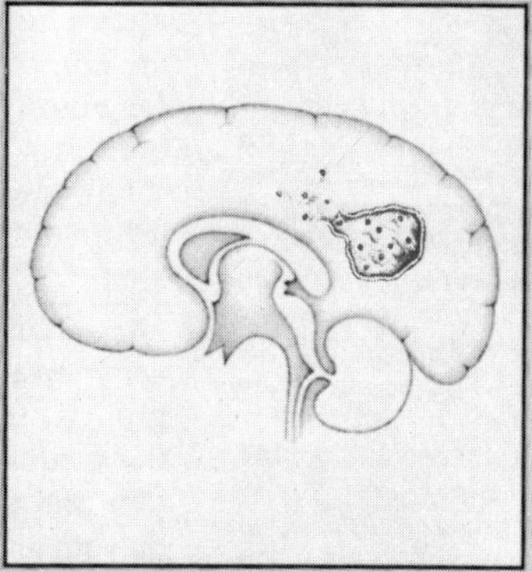

4. Ohne Behandlung bricht die Kapsel, und Abszeß breitet sich in die weiße Gehirnmasse und die Gehirnkammern aus. Eine Folge davon kann eine Hirnhautentzündung sein.

Fallstudie: Gehirntumor

Alfred Sailer, 68, litt seit vielen Jahren an chronischen Kopfschmerzen. Seine Frau berichtet, daß er sich plötzlich völlig anders verhielt; zunächst aufbrausend und vergeßlich, verschlimmerten sich die Verhaltensveränderungen zunehmend.
Der Hausarzt untersuchte Alfred und fragte ihn nach seinen jüngsten Kopfschmerzen. Auch diese hatten sich verändert. Der Schmerz, den er seit kurzem empfand, war dumpf und pochend. Außerdem klagte er darüber, daß er zuviel schlief und sich, wenn er wach war, schwindlig fühlte. Der Arzt stellte fest, daß Alfred ungewöhnlich ging: Er hob seine Beine hoch vom Boden ab.
Die Symptome schienen auf eine ernsthafte Störung hinzudeuten. Sein Arzt vermutete einen Gehirntumor. Neurologische Tests und ein Computertomogramm bestätigten seinen Verdacht.

Kopfschmerz nach einer Rückenmarkspunktur

Die Blutgefäße und Zellen des Gehirns erzeugen eine klare, wäßrige Lösung (cerebrospinale Flüssigkeit), die das Gehirn und das Rückenmark ernährt. Veränderungen in der cerebrospinalen Flüssigkeit spiegeln Störungen oder Erkrankungen des Zentralnervensystems wieder.
Eine Lumbalpunktion ist eine diagnostische Methode, bei der der Arzt mit einer Nadel Flüssigkeit aus dem Raum zwischen zwei Wirbeln im unteren Rücken abzieht. Die Methode ist relativ sicher, aber sie wird nur angewendet, wenn es absolut notwendig ist.
Einige Menschen leiden noch Stunden nach einer Lumbalpunktur an Kopfschmerzen. Die Schmerzen sind eine Folge des verringerten Flüssigkeitsdrucks, nicht eines falsch angewandten Verfahrens. Wenn man nach der Prozedur viel trinkt und flach im Bett liegenbleibt, kann man den Kopfschmerz verhindern.

allgemeinen umfassen die Symptome eine Einschränkung der Koordinationsfähigkeit, eine veränderte geistige Haltung, Schwäche oder Verlust an Empfindungsvermögen. Wenn Sie viele Jahre lang dieselbe Art von Kopfschmerzen hatten, haben Sie wahrscheinlich keinen Gehirntumor. Wenn sich jedoch plötzlich die Art Ihrer Kopfschmerzen ändert, sollten Sie einen Arzt aufsuchen.

Die Stärke von Gehirntumor-Kopfschmerzen schwankt sehr. Im allgemeinen wird der Schmerz größer mit Wachstum des Tumors, da sich auch der Druck auf die umliegenden Blutgefäße, Nerven und Gewebe verstärkt. Es kann jedoch sein, daß ein großer Tumor keinen Schmerz verursacht, während ein sehr kleiner Tumor plötzliche und sehr starke Kopfschmerzen, Erbrechen und Bewußtlosigkeit hervorruft. Ein durch einen Gehirntumor verursachter sekundärer Kopfschmerz kann an einer oder beiden Schläfen oder in einem

Die Gehirnerschütterung im Vergleich zu Gehirnkontusion

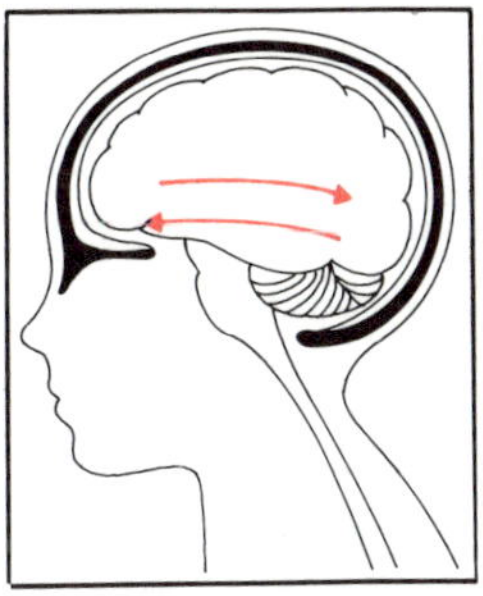

Gehirnerschütterung

Eine Gehirnerschütterung ist eine erschütternde Verletzung des Gehirns, die im allgemeinen durch einen direkten Schlag auf den Kopf verursacht wird.

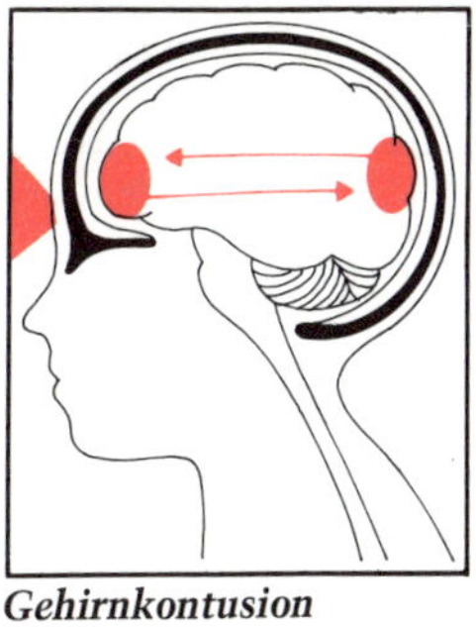

Gehirnkontusion

Eine Gehirnkontusion ist eine Quetschung des Gehirns (durch einen Schlag). Abhängig von der Stärke des Schlages können sich kleine Risse in den Blutgefäßen, eine Blutung und eine Gehirnschwellung ergeben. Die Verletzten sind meist lange bewußtlos. Gehirnschäden können ein zeitweiliges oder ein irreversibles Koma hervorrufen.

ganz anderen Teil des Kopfes auftreten. Der Schmerz kann ein paar Minuten oder mehrere Stunden anhalten; er kann ständig da sein oder auch mal zurückgehen. Im allgemeinen ist der Schmerz nicht klopfend oder rhythmisch, wie der Schmerz bei einem Gefäßkopfschmerz, aber ein Gehirntumor-Kopfschmerz kann einen Gefäßkopfschmerz hervorrufen. Kurz gesagt: Ein Gehirntumor-Kopfschmerz kann sich auf verschiedene Arten manifestieren.

Meningentumor Ein Tumor der Hirnhäute oder ein Meningiom kann Schmerzanfälle hervorrufen, da er das Gehirn von außen zusammendrückt. Wenn der Tumor größer wird, werden Sehvermögen und intellektuelle Fähigkeiten der betreffenden Person eingeschränkt. Kopfschmerzen sind im allgemeinen ein spätes Symptom.

Kopftrauma

Ein leichter oder schwerer Schlag auf den Kopf kann Kopfschmerzen verursachen. Einige Menschen leiden sofort nach der Verletzung an Kopfschmerzen, bei anderen treten sie mit Verspätung ein und halten lange an, wieder andere bekommen selbst bei ernsthaftesten Kopfverletzungen keine Kopfschmerzen.

Wenn die Blutgefäße der Kopfhaut und der Hirnhäute verletzt sind, kann der Betreffende Migräne und andere Kopfschmerzen haben. Die Gefäßkopfschmerzen können ihrerseits einen Spannungskopfschmerz auslösen. Die Behandlung für Kopftrauma-Kopfschmerzen hängt von der Art der Beschwerde ab.

Wenn Sie aus einem schweren Unfall mit einem Kopf- oder Halstrauma hervorgehen, suchen Sie einen Arzt auf, selbst wenn Sie zum Zeitpunkt der Verletzung keine Kopfschmerzen haben. Sie könnten sich das Rückenmark oder die Halswirbel verletzt haben. Sie können auch eine Schädigung haben, die keine Symptome aufweist.

Fallstudie: Kopftrauma

Susanne und Christine Rieber waren in einen Frontalzusammenstoß verwickelt, während sie zu einem Einkaufszentrum unterwegs waren. Susanne schlug mit dem Kopf gegen die Windschutzscheibe und war kurze Zeit bewußtlos. Als sie aufwachte, hatte sie einen klopfenden Kopfschmerz, konnte nur verschwommen sehen, ihre Nackenmuskeln schmerzten, und auf der Stirn bildete sich eine leichte Beule. An die Einzelheiten des Unfalls konnte sie sich nicht mehr erinnern. Die Röntgenaufnahmen von Susanne zeigten keinen Schädelbruch. Sie hatte jedoch eine Gehirnerschütterung, was bei der Art von Verletzung üblich ist. Ihr Arzt, der sich wegen möglicher Folgesymptome Sorgen machte, die in den nächsten Monaten auftreten könnten, bestand darauf, daß Susanne alles Ungewöhnliche berichten sollte. Glücklicherweise stellten sich keine Spätfolgen ein.

Intercraniales Hämatom

Leichte Kopftraumata verursachen die meisten Hämatome. Die Symptome umfassen Kopfschmerzen vom Zeitpunkt der Verletzung an und geringfügige geistige Veränderungen nach zwei bis drei Wochen. Diese Veränderungen können beispielsweise Lethargie oder Verlust an Initiative sein. Noch später kann eine Ohnmacht eintreten. Falls ein Hämatom nicht behandelt wird, können sich die Symptome des Patienten verschlimmern, ständige Schläfrigkeit bis zu Gedächtnisverlust, Verwirrung und gelegentliche Übererregung. Eine Beeinträchtigung des Sehvermögens, ein spätes Symptom, scheint weniger häufig zu sein als die Bewußtseinsstörungen.

Subduralhämatom

Eine Blutung zwischen der Arachnoidea und der Dura mater in den subduralen Raum wird durch ein gerissenes Blutgefäß nach einem Schlag auf den Kopf, durch ein geplatztes Aneurisma oder eine intracraniale Blutung verursacht.

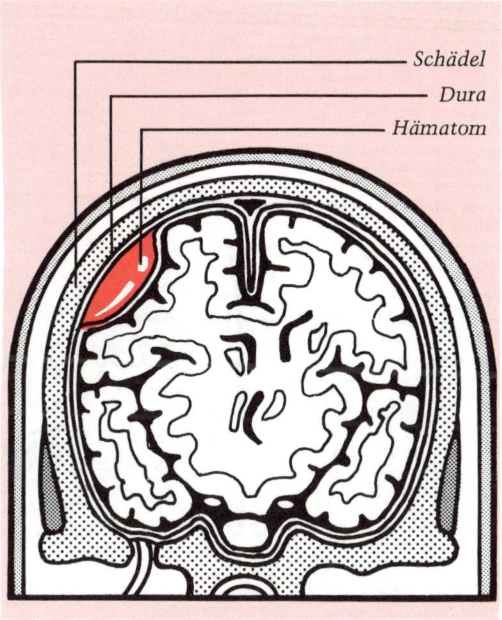

Epidurales Hämatom

Folge einer Schädelfraktur kann eine Blutung zwischen Schädelknochen und der Dura Mater (eine der Hirnhäute) in dem epiduralen Spaltraum sein. Ein solches epidurales Hämatom ist die ernsthafteste Komplikation einer Kopfverletzung.

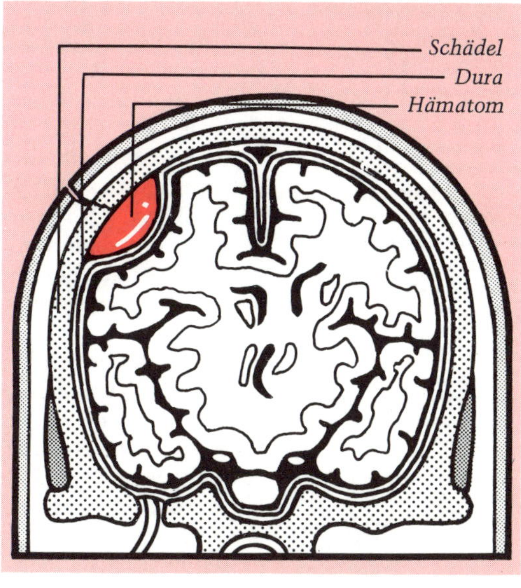

Intracerebrales Hämatom

Eine Blutung tief innerhalb einer der beiden Gehirnhemisphären (intracerebrales Hämatom) kann durch eine Gehirnerschütterung oder durch eindringende Gegenstände (Messer o. ä.) verursacht werden.
Ein sich ausdehnendes intracerebrales Hämatom kann aufgrund des verringerten Blutzuflusses zum Gehirn, erhöhten Drucks im Gehirn und einer Verschiebung und Verdrehung des Gehirngewebes neurologische Symptome hervorrufen. Kleine Hämatome können von allein verschwinden. Größere müssen jedoch abgeleitet werden. In einigen Fällen kann das Hämatom ziemlich groß werden und sich auf beide Gehirnhemisphären ausbreiten.

Blutdruck und Kopfschmerzen

Kopfschmerzen aufgrund von hohem Blutdruck verschwinden, wenn der Blutdruck mit geeigneten Medikamenten gesenkt und unter Kontrolle gehalten wird.
Aber auch Medikamente gegen hohen Blutdruck können Kopfschmerzen verursachen. Da ein andauernder hoher Blutdruck auch die Blutgefäße, das Herz und die Nieren schädigen oder zu einem Schlag- oder Herzanfall führen kann, sollten Sie Ihren Blutdruck regelmäßig überprüfen lassen.

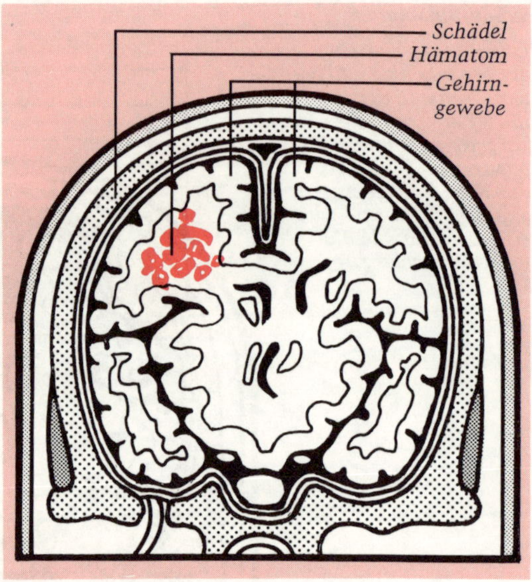

Schlaganfall: Apoplexie

Zur Apoplexie (auch als Schlaganfall bekannt) kann es durch Änderungen im Blutfluß zum Gehirn, durch ein geplatztes Blutgefäß innerhalb des Gehirns oder durch eine Blutgefäßblockierung kommen. Blutgefäße können aufgrund eines sehr hohen Blutdrucks (Hypertonie), ballonartiger Erweiterungen der Arterien (Aneurismen) oder schwerer Entzündungen zerreißen. Blockiert werden können sie durch Plaque (Arteriosklerose) oder durch eine Ansammlung von Fett, Blut oder Luft.
Bei einer Art des Schlaganfalls zerplatzt ein Blutgefäß, im allgemeinen eine Arterie, tief im Gehirn. Die Blutung erhöht den Druck innerhalb des Schädels, und das Hirngewebe kann zusammengedrückt werden und absterben. Koma und Tod können die Folge sein. Diese Art von Schlaganfall, die Blutungsapoplexie genannt wird, ist am häufigsten für Kopfschmerzen verantwortlich.

Blutungsapoplexie

Eine Blutung innerhalb des subarachnoidalen Raums (Spaltraum zwischen den inneren beiden weichen Hirnhäuten; Anm. d. Red.) oder ein sehr hoher Blutdruck (Hypertonie) verursachen eine Blutungsapoplexie. Ein zerplatztes Aneurisma zieht im allgemeinen eine subarachnoidale Blutung nach sich. Das Aneurisma, das fast immer an einer Arterienverbindungsstelle an der Gehirnbasis liegt, zerplatzt, Blut sammelt sich um das Gehirn herum an, und das Opfer erleidet einen Schock und stirbt, falls die Blutung nicht gestoppt wird.
Chronischer hoher Blutdruck kann auch eine Hirngefäß-Blutung verursachen. Ein Blutgefäß, im allgemeinen eine Arterie, tief im Gehirn zerreißt, und es kommt zu einer intercerebralen Blutung. Wenn die Blutung sehr stark ist, erhöht sich der Druck im Gehirn, und das Hirngewebe wird verschoben oder zusammengedrückt.

Liegt eine solche Blutungsapoplexie vor, klagt der Betreffende, aus dem Schlaf gerissen, über spontane und äußerst schmerzhafte Kopfschmerzen. Schlaganfälle aufgrund von hohem Blutdruck verursachen einen Kopfschmerz, der langsam anfängt und allmählich an Stärke zunimmt.
Damit zusammenhängende Symptome sind Schwindel, Übelkeit, Erbrechen, Krämpfe, erhöhte Temperatur und Seh- und Sprachstörungen. Falls Sie vermuten, daß irgend jemand einen Schlaganfall hat, müssen Sie sofort den Notarzt rufen.

Ischämischer Schlaganfall Ein ischämischer Schlaganfall ist eine Folge einer verringerten Blutzufuhr zum Gehirn. Die Blockierung einer Arterie im Gehirn verursacht im allgemeinen einen ischämischen Schlaganfall, der häufig bei älteren Menschen oder Menschen mittleren Alters mit hohem Blutdruck, verhärteten Arterien, Arteriosklerose oder Diabetes auftritt. Falls der Betroffene bei Bewußtsein ist, kann er ein oder mehrere Symptome haben: Kopfschmerzen, erhöhten Blutdruck und Temperatur, einen steifen Nacken, Erbrechen, Krämpfe, eine undeutliche Aussprache, Taubheitsgefühl um den Mund herum oder Kraftlosigkeit einer oder beider Körperseiten.

Kopfschmerzen bei hohem Blutdruck

Ein leicht bis mäßig erhöhter Blutdruck verursacht selten Kopfschmerzen, aber ein sehr hoher Blutdruck kann starke, allgemeine, pulsierende Kopfschmerzen verursachen. Kopfschmerzen aufgrund von hohem Blutdruck treten in der Regel am Morgen auf und bessern sich im Laufe des Tages. Falls Sie an Migräne leiden, kann ein etwas zu hoher Blutdruck einen sekundären Kopfschmerz hervorrufen – als Migränekopfschmerz, Spannungskopfschmerz oder beides.

Die häufigsten Stellen, an denen es zu einer Blutungsapoplexie kommen kann

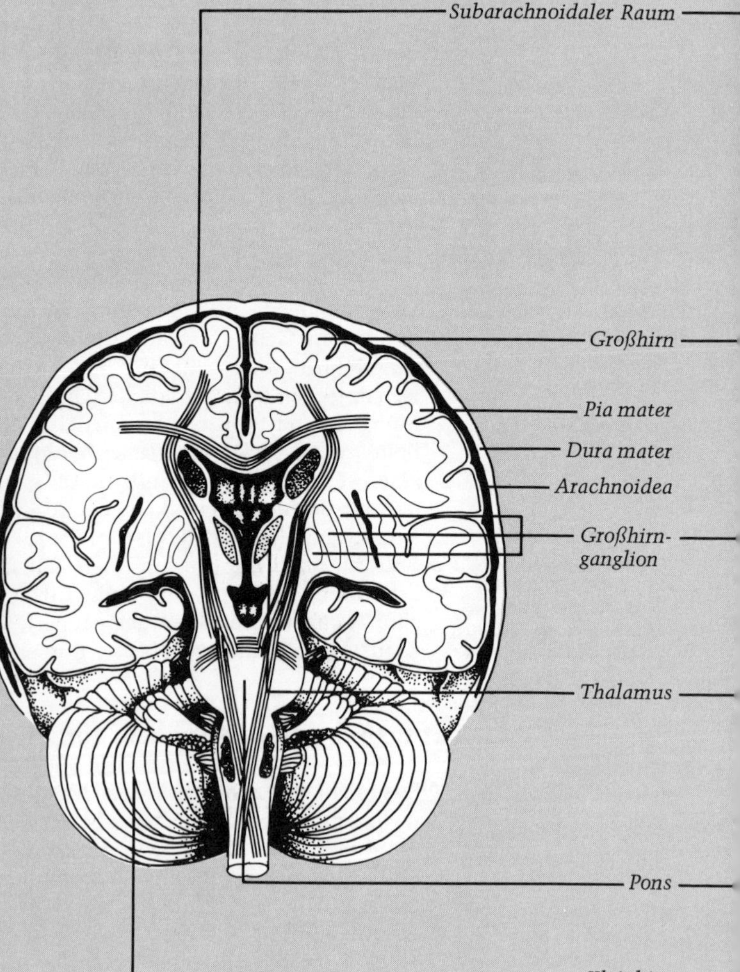

Plötzlich auftretende, schwere Kopfschmerzen; mögliches Herunterhängen der Augenlider (Ptosis) und erweiterte Pupillen; steifer Nacken; Koma, je nach Blutungsstärke; Übelkeit, Erbrechen, Krämpfe, Blutung in das Hirngewebe, was eine einseitige Lähmung hervorruft, Seh- und Sprachstörungen.

Krämpfe; der Patient ist meist nicht bewußtlos; andere Befunde sind je nach Lage der Blutung verschieden – z. B. Blutung des Stirnlappens mit einseitiger Lähmung, die sich am stärksten im Arm bemerkbar macht.

Herunterhängendes Gesicht, Unfähigkeit zu sprechen; einseitige Lähmung; Augen, die von der kraftlosen Körperseite wegblicken; Schwäche und Koma, falls sich das Hämatom ausdehnt.

Einseitige Lähmung oder Schwäche; möglicherweise eine Sprach- und Sehstörung; Augen, die nach unten blicken und ungleiche Pupillen, die nicht auf Licht reagieren.

Koma mit totaler Lähmung (Paralyse); kleine Pupillen; blutige cerebrospinale Flüssigkeit.

Wiederholtes Erbrechen; Unfähigkeit zu stehen oder zu gehen; Schmerzen am Hinterkopf; Schwindel, Augen, die zur der Seite blicken; kleine Pupillen. Im allgemeinen keine Paralyse.

Medikamente

Falls Sie gerade Medikamente wegen irgendeiner Krankheit einnehmen und Kopfschmerzen bekommen, können Sie nicht sicher wissen, ob Ihre Kopfschmerzen durch die Medikamente oder durch die Krankheit hervorgerufen wurden. Wenn Sie beispielsweise Antibiotika wegen einer Nebenhöhleninfektion einnehmen und Kopfschmerzen bekommen, können Sie einen Nebenhöhlenkopfschmerz haben oder einen, der durch die Medikamente verursacht wurde. Wenn Sie mehrere Medikamente einnehmen, wird die Diagnose noch schwieriger.

Medikamente verursachen Kopfschmerzen, indem sie den Blutdruck erhöhen, die Biochemie des Gehirns verändern, Blutgefäßverengung verursachen oder den Druck innerhalb des Schädels erhöhen.

Medikamente, die Amphetamin oder Epinephrin enthalten, heben den Blutdruck und können Kopfschmerzen verursachen. Einige Medikamente, die gegen hohen Blutdruck verschrieben werden, können Kopfschmerzen als Nebenwirkung haben, und die Absetzung von bestimmten Medikamenten wie der Betablocker Dociton und Clonidin (Catapresan) – Arzneimittel, die vorbeugend gegen Kopfschmerzen oder im Anfangsstadium eingesetzt werden – können erhöhten Blutdruck und Kopfschmerzen verursachen.

Ergotamintartrat, die Arznei, die gegen Migräneanfälle verschrieben wird, kann nachteilige Wirkung haben, wenn sie zu häufig eingenommen wird. Menschen, die diese Arznei täglich nehmen, können einen sogenannten Rebound-Kopfschmerz bekommen, wenn sie sie absetzen.

Mißbrauch von Ergotamin kann schweres Erbrechen und Durchblutungsstörungen in den Armen und insbesondere in den Beinen hervorrufen.

Antibabypillen, Oestrogene und andere Hormonpräparate, die gegen Klimakteriumsbeschwerden verschrieben werden, können zu Gefäßkopfschmerzen führen. Falls Sie an Migräne leiden,

Toxine (Giftstoffe) können Kopfschmerzen verursachen

Wenn Sie Luft einatmen, die mit Toxinen belastet ist, können Sie einen Gefäßkopfschmerz bekommen. Einige Toxine, zum Beispiel in Farbdämpfen, verursachen nur gelegentlich Kopfschmerzen. Aber ein Toxin – Kohlenmonoxid – verursacht generell Probleme, weil es praktisch überall ist. Dieses farblose, geruchlose, giftige Gas ist ein Nebenprodukt der Verbrennung. Sie atmen es mit den Auspuffgasen der Autos und der Abluft von Kohleöfen und anderen Heizungsanlagen ein. Wenn es sich in einem Raum mit schlechter Durchlüftung oder im Freien bei starkem Verkehr verdichtet, verursacht es Kopfschmerzen, beschleunigten Herzschlag, Schwindel und ein Engegefühl über der Stirn.
Wie kommt es dazu? Wenn man Kohlenmonoxid einatmet, bindet es sich an das Hämoglobin im Blut und hindert es daran, dem Gehirn und anderen Körperteilen Sauerstoff zuzuführen. Um den entstandenen Stauerstoffmangel auszugleichen, erweitern sich die Kopfarterien und verursachen so Kopfschmerzen.
Wenn man die Dämpfe von Lösungsmitteln, Farben, Farb- und Fleckentfernern, Klebstoff, Benzin und einigen Arten von

(Fortsetzung Seite 91)

kann die Einnahme dieser Arzneien die Häufigkeit, Dauer und Heftigkeit Ihrer Schmerzanfälle erhöhen.

Lebensmittelvergiftung

Lebensmittel, die bakterielle (organische) Giftstoffe enthalten, können eine Lebensmittelvergiftung hervorrufen. Wenn Sie verdorbene Lebensmittel essen, treten die Symptome im allgemeinen nach zwei bis vier Stunden auf: Erbrechen, Bauchkrämpfe, Durchfall und manchmal Fieber und Kopfschmerzen. Falls der Anfall ungewöhnlich schwer ist und länger als ein paar Stunden dauert, rufen Sie einen Arzt.

Neuralgien

Neuralgieschmerzen wandern entlang der Hauptnervenbahnen. Zwei Neuralgien, die Glossopharyngeus- und die Trigeminus-Neuralgie werden als sekundäre Kopfschmerzen eingestuft. Beider Namen ist von dem entsprechenden Hirnnerven abgeleitet (siehe auch die zwölf Hirnnerven und ihre Tests, Seite 104ff.).

Die Glossopharyngeus-Neuralgie verteilt den Schmerz entlang des Glossopharyngeus-Nervs und des Vagus-Nervs. Die Nervenbahn erstreckt sich entlang des Zungenrückens und des Rachens, der Mandeln, des äußeren Ohrs und des hinteren Kiefers. Die Betroffenen berichten, daß Husten, Reden oder Schlucken einen brennenden, stechenden Schmerz hervorruft, der einige Sekunden bis mehrere Minuten anhalten kann.
Ihr Arzt kann Ihnen soviel wie 400 Milligramm pro Tag des Krampfmittels Phenytoin-Natrium (Zentropil) gegen die Neuralgie verschreiben. Falls Sie Zentropil nicht einnehmen können, wird er es möglicherweise durch Carbamazepin (Tegretal) ersetzen, mit einer Anfangsdosis von 200 Milli-

Schaum-Isolierungsmitteln einatmet, kann man auch Kopfschmerzen bekommen. Diese Produkte zwingen die Nerven des Körpers dazu, den Blutgefäßen zu signalisieren, daß sie sich erweitern sollen. Wenn Sie diese Produkte benutzen müssen, sollten Sie alle Sicherheitsvorschriften genauestens befolgen, sie möglichst nicht in geschlossenen Räumen verwenden und – wenn das nicht möglich ist – wenigstens für ausreichende Durchlüftung sorgen.

gramm, die auf 800 Milligramm erhöht werden kann. Neuere Studien haben erbracht, daß der Zusatz von Baclofen (Lioresal) den Therapieerfolg positiv beeinflußt. Die durchschnittlich verschriebene Dosis von Baclofen beträgt zehn Milligramm/Tag und wird allmählich auf die Höchstdosis von 80 Milligramm erhöht.

Trigeminus-Neuralgie oder »Schmerztick« verursacht wiederkehrende einseitige Gesichtsschmerzen besonders bei älteren Menschen. Eine Trigeminus-Neuralgie tritt selten vor dem 50. Lebensjahr auf, es sei denn, auch sie ist nur ein Symptom anderer körperlicher Störungen. Frauen leiden am häufigsten an Trigeminus-Neuralgie.
Die Trigeminus-Neuralgie-Schmerzen wandern entlang der Bahnen des Trigeminusnervs, des fünften Hirnnervs. In einigen Fällen signalisieren blitzartige Schmerzstiche das Vorhandensein einer Wucherung, die auf den Nerven preßt. Die Kranken vermeiden oft bestimmte Tätigkeiten, um den betroffenen Bereich zu schonen und Schmerzen zu vermeiden: Waschen dieses Gesichtsteils, Rasieren, Zähneputzen, Make-up-Auftragen oder Kauen. Die Trigeminus-Neuralgie wird mit denselben Medikamenten behandelt wie die Glossopharyngeus-Neuralgie.

9. Begleitkopfschmerzen

Ein Begleitkopfschmerz tritt auf, nachdem Sie bestimmte Nahrungsmittel oder Getränke zu sich genommen oder bestimmte Tätigkeiten ausgeführt haben. Beispielsweise bekommt man, wenn man zuviel Alkohol getrunken hat, einen »Katerkopfschmerz«, und das ist so ein Begleitkopfschmerz.

Alkohol

Wie diese Katerkopfschmerzen entstehen, ist noch nicht genau bekannt. Man weiß nur, daß der Äthyl-Alkohol in Spirituosen für eine Erweiterung der Hirnblutgefäße sorgt und daß die sich erweiternden Blutgefäße Kopfschmerzen verursachen können. Sie bekommen jedoch keine Katerkopfschmerzen, wenn der Alkoholpegel in Ihrem Blut seinen höchsten Stand erreicht hat. Das passiert erst, wenn er bereits wieder beträchtlich gesunken und fast wieder normal ist. Von minderwertigen Spirituosen (dem sogenannten »Fusel« zum Beispiel) kann man Kopfschmerz bekommen, von der Kombination der Faktoren, die mit Alkoholgenuß oft einhergehen, Rauchen oder rauchgeschwängerte Räume, vielleicht eine üppige Mahlzeit, scharfe Snacks, Flüssigkeitsverlust (!) (Alkohol ist ein harntreibendes Mittel), Schlaflosigkeit und starke Müdigkeit.

Wann ist mit einem Kater zu rechnen

In erster Linie, was man trinkt, und nicht wieviel bestimmt, ob man Katerkopfschmerzen bekommt. Die folgenden acht bekannten alkoholischen Getränke sind in absteigender Reihenfolge für die meisten Leute ein Kopfschmerzrisiko.

- *Cognac oder Brandy*
- *Rotwein*
- *Rum*
- *Whisky*
- *Bier*
- *Weißwein*
- *Gin*
- *Wodka*

Wie beugt man Katerkopfschmerzen vor

- Nehmen Sie eine Mahlzeit ein, bevor Sie auf eine Party gehen.
- Meiden Sie Rotwein, weil er viel Histamine enthält, welche bekanntlich die Blutgefäße erweitern.
- Wenn Sie sich in einem verqualmten Raum

Fallstudie: Hungerkopfschmerzen

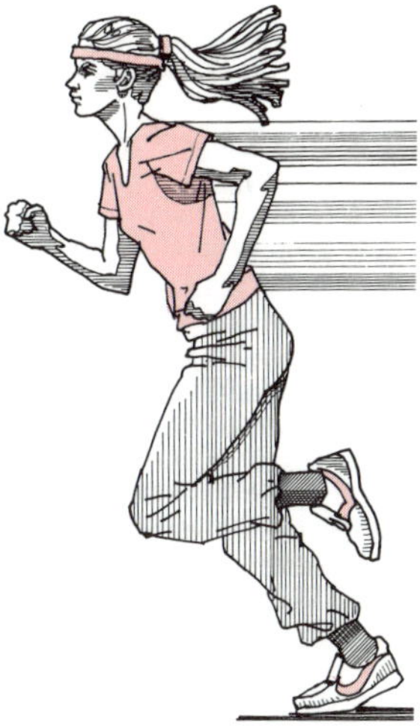

Lena Sommer, 46, beschloß, sich einer strengen Diät zu unterziehen. Sie hatte etwa fünfzehn Pfund Übergewicht und glaubte, daß ein Teil ihres Problems ihre Angewohnheit war, alle vier bis fünf Stunden zu essen. Ihre Diät bestand aus zwei Mahlzeiten pro Tag – einem Salat mittags und einer ausgewogenen Mahlzeit am Abend. Außerdem beschloß sie, morgens vor der Arbeit zu joggen.

In der ersten Diät-Woche bekam Lena während des Vormittags Kopfschmerzen. Die langen Zwischenräume zwischen den Mahlzeiten und die ungewohnte körperliche Aktivität trugen das ihre dazu bei. Ursache ihrer Kopfschmerzen war ihr veränderter Blutzuckerspiegel. Mit der Hilfe eines Diät-Spezialisten stellte Lena ein vernünftiges Diät- und Gymnastikprogramm zusammen, mit leichten, häufigeren Mahlzeiten und weniger anstrengenden Übungen.

aufhalten müssen, versuchen Sie eine gut gelüftete Ecke zu finden.

- Essen Sie nur Kleinigkeiten, während Sie trinken.
- Trinken Sie Ihre Drinks nicht pur. Wasser beugt der Dehydrierung vor und »verdünnt« die Alkoholmenge. Fruchtsäfte eignen sich durch ihren Gehalt an Fruchtzucker gut zum Mixen.
- Trinken Sie nicht, wenn Sie sehr angespannt, verärgert oder müde sind.
- Der beste Weg, einen Katerkopfschmerz zu vermeiden, ist – Abstinenz!

Behandlung von Katerkopfschmerzen

Katerkopfschmerzen sind leichter zu verhüten als zu behandeln, aber probieren Sie folgendes aus:

- Ersetzen Sie die verlorengegangene Flüssigkeit, indem Sie stündlich mindestens einen Viertelliter Wasser oder Fruchtsaft trinken.
- Kaffee verengt die Blutgefäße und kann ein nützliches Gegenmittel gegen Katerkopfschmerzen sein.
- Bleiben Sie nicht im Bett. Zwingen Sie sich, zur gewohnten Zeit aufzustehen.
- Nehmen Sie eine kalte Dusche, oder legen Sie eine kalte Packung auf Kopf und Nacken.

Koffein

Koffein ist ein wirksamer Bestandteil vieler Kopfschmerzen, da es die Blutgefäße verengt. Eine vernünftige Menge Kaffee kann Ihnen durchaus helfen, Kopfschmerzen zu lindern. Allerdings sollten Sie sehr vorsichtig damit sein, denn der Kaffeegenuß selbst kann einen Rebound-Kopfschmerz hervorrufen.
Wenn Sie acht bis zehn Tassen Kaffee pro Tag trinken, sind Sie wahrscheinlich koffeinabhängig. Während der Arbeitswoche sind Sie sich dessen wahrscheinlich gar nicht bewußt, denn Sie haben die ganze Zeit eine Tasse Kaffee auf dem Schreibtisch; wenn Sie jedoch ein aktives Wochenende im Freien ohne den üblichen Kaffee verbringen, könnte sich ein Koffein-Entzugskopfschmerz einstellen. Der Grund dafür sind die exzessiv erweiterten Arterien. Durch das ständige Kaffeetrinken hatten sich Ihre Gefäße auf die verengende Wirkung von Koffein eingestellt.

Vorbeugung von Koffein-Kopfschmerzen

- Versuchen Sie, sich auf zwei bis drei Tassen Kaffee pro Tag zu beschränken.
- Wenn Sie glauben, daß Sie vom Kaffee abhängig sind, hören Sie nicht plötzlich damit auf; verringern Sie den Koffeinverbrauch allmählich, in-

dem Sie entkoffeinierten Kaffee mit normalem Kaffee mischen, bis Sie Ihre »Abhängigkeit« reduziert haben.

- Überprüfen Sie den Koffeingehalt Ihrer anderen Getränke und der Nahrungsmittel, die Sie zu sich nehmen. Sie würden staunen, wieviel Koffein beispielsweise in Coca-Cola und anderen Produkten enthalten ist. In dem rezeptfreien Medikament Percoffedrinol ist Koffein enthalten.

Wie man Katerkopfschmerzen vorbeugt

- *Trinken Sie keinen Alkohol auf nüchternen Magen.*
- *Wählen Sie ein Getränk aus, das Ihnen voraussichtlich keine Kopfschmerzen verursacht. Für die meisten Menschen sind die folgenden vier Getränke wahrscheinlich in dieser Hinsicht am ungefährlichsten: Bier, Weißwein, Gin und Wodka (die beiden letzten sind natürlich hochprozentige Spirituosen. Sie bekommen zwar vielleicht keine Kopfschmerzen, dafür sind Sie sehr schnell betrunken), Brandy und Cognac sind die Spirituosen, die mit großer Sicherheit Kopfschmerzen verursachen.*
- *Trinken Sie langsam, so daß Ihr Körper Gelegenheit hat, den Alkohol zu verarbeiten, beschränken Sie sich auf einen Drink pro Stunde.*
- *Verdünnen Sie Ihre Getränke, oder trinken Sie nach jedem Drink ein Glas Wasser.*

Natrium-Glutamat-Kopfschmerzen

Natrium-Glutamat wirkt geschmacksverbessernd und als Fleischzartmacher. Es ist in vielen chinesischen und japanischen Gerichten, in tiefgefrorenem und Büchsenfleisch, in Instant- und Büchsensuppen und in anderen Fertiggerichten enthalten. Natrium-Glutamat beeinträchtigt Ihren Körper, indem es die Blutgefäße erweitert, was Brust- und Kopfschmerzen und bei manchen Leuten noch andere Symptome hervorrufen kann. Wenn Sie an Gefäßkopfschmerzen leiden und den Auslöser nicht finden können, überprüfen Sie die Zutaten der tiefgefrorenen Nahrungsmittel und der Büchsengerichte, die Sie essen. Natrium-Glutamat kann die Ursache sein. Wenn Sie nach Mahlzeiten in chinesischen oder japanischen Restaurants Kopfschmerzen bekommen, erleben Sie eine Natrium-Glutamat-Reaktion. Vielleicht bitten Sie einmal den Koch Ihres japanischen oder chinesischen Restaurants auf die Verwendung von Natrium-Glutamat beim Würzen der Speisen zu verzichten ...

Sex und Kopfschmerzen

Ein hartnäckiger Kopfschmerz kann den Wunsch nach irgendeiner körperlichen Betätigung töten, und Sex macht da keine Ausnahme. Einige Menschen vermeiden Sex, weil sie während des Geschlechtsverkehrs an starken Kopfschmerzen leiden, meist während des Orgasmus, wobei der Schmerz am häufigsten am Hinterkopf auftritt. Die Kopfschmerzen, auch gutartige Orgasmus-Kopfschmerzen genannt, sind kein bedrohliches Ereignis. Aber sie können ein warnendes Anzeichen ernsthafterer körperlicher Probleme sein. Sollten Sie von diesen Schmerzen betroffen werden, stellen Sie keine Selbstdiagnose, sondern lassen Sie sich von einem Arzt untersuchen und beraten.

Eiscreme-Kopfschmerzen

Wenn Sie Fruchteis oder eine andere sehr kalte Speise zu schnell essen und einen klopfenden Schmerz bekommen, der vom Gaumendach aus über den Kopf strahlt, leiden Sie an einem Eiscreme-Kopfschmerz. Der plötzliche Temperaturwechsel, der den Glossopharyngeus-, Vagus- und Trigeminus-Nerv entlang ausstrahlt, verursacht die Schmerzen. Die Beschwerden halten meist nicht sehr lange an. Vermeiden können Sie sie, wenn Sie die Temperatur langsam anheben, indem Sie die kalte Speise im Mund sozusagen schmelzen lassen, bevor Sie sie hinunterschlucken.

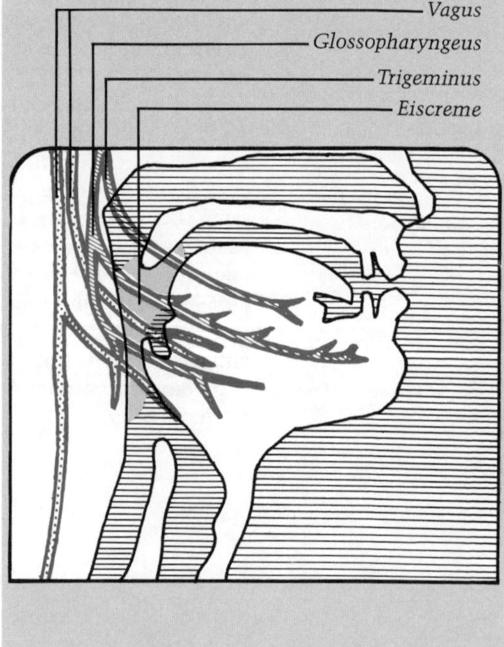

Wetter und Kopfschmerzen

Extreme Wärme oder Kälte, gleichgültig ob Luft- oder Wassertemperatur, können Kopfschmerzen verursachen, besonders, wenn Sie häufig Temperaturextremen ausgesetzt sind. Wenn Sie unter einem temperatur- oder wetterabhängigen Kopfschmerz leiden, sollten Sie es einmal mit den Medikamenten gegen Spannungskopfschmerzen versuchen (siehe Seite 50)
Manche Leute bekommen Kopfschmerzen von starkem Sonnenlicht. Dagegen helfen am besten gute Sonnenbrillen.

Nitrat- und Nitrit-Kopfschmerzen

Menschen, die Nitroglycerin-Tabletten gegen Angina pectoris einnehmen, oder solche, die in Fabriken arbeiten, in denen Dynamitpulver verwendet wird, oder die Fleischfreunde unter uns (Gepökeltes, Schinken, Wurst, Hot-dogs) leiden häufig an Nitratkopfschmerzen. Nitroglycerin, andere Nitratveränderungen und gepökelte Fleisch- und Wurstwaren enthalten alle Nitrate und Nitrite. Nitrate und Nitrite entspannen die glatte Muskulatur. Als Folge davon können sich Arterien in Ihrem Gehirn erweitern und Kopfschmerzen verursachen. Zusätzlich treten oft Symptome wie Benommenheit, schneller Puls und Gesichtsrötung auf.

Menstruations-Kopfschmerzen

Bei vielen Frauen kann das Absinken des Oestrogenspiegels während des Eisprungs (etwa am 14. Tag des Menstruationszyklus) und kurz vor der Periode einen Migräneanfall auslösen. Einige Frauen, die nicht an Migräne leiden, bekommen Gefäßkopfschmerzen, wenn ihr Oestrogenspiegel sinkt.

10. Medizinische Beurteilung Ihrer Kopfschmerzen

Ihr Arzt wird nicht nur Ihren körperlichen Zustand untersuchen, sondern auch Ihre Fähigkeit beobachten, zu argumentieren, einer Diskussion zu folgen und Ereignisse zu erinnern.

Gleichgültig, was Sie dazu gebracht hat, einen Spezialisten wegen Ihrer Kopfschmerzen aufzusuchen, seien Sie auf eine gründliche körperliche Untersuchung gefaßt. Seien Sie auch bereit, eine detaillierte Krankengeschichte Ihrer Kopfschmerzen vorzutragen. Wenn Sie diesen Arzt zum ersten Mal aufsuchen, will er in der Regel genauere Informationen über Ihre früheren Krankheiten und Krankheiten in Ihrer Familie als Ihr Hausarzt.

Mit einem genauen Kopfschmerztagebuch können Sie dem Arzt sehr nützliche Informationen geben.

Der Arzt wird Sie bitten, Ihre Kopfschmerzen zu beschreiben – wann Sie begonnen haben, die Art des Schmerzes, wie oft Sie ihn haben und wie lange die Schmerzen jeweils gedauert haben. Er wird Sie nach irgendwelchen ungewöhnlichen Symptomen fragen, wie Schwindel, Schwäche, Verlust an Empfindung, verändertes Bewußtsein oder nach unüblichen visuellen Symptomen (siehe auch Symptome von Migränekopfschmerzen, Seite 22ff., um diese möglichst genau beschreiben zu können). Er fragt Sie wahrscheinlich weiter, ob Sie einen Zusammenhang zwischen Ihren Kopfschmerzen und bestimmten Nahrungsmitteln, Tätigkeiten oder einer bestimmten emotionalen Erfahrung bemerkt haben. Er wird auch wissen wollen, ob Sie in irgendeinen Unfall verwickelt waren oder ob irgendein Familienmitglied an Kopfschmerzen litt oder leidet.

Die körperliche Untersuchung

Der Arzt untersucht Herz und Lungen und mißt den Blutdruck. Auch Ihre Temperatur wird wahrscheinlich gemessen (wenn Sie Fieber haben, wird er nach einer Infektion oder einer anderen Fieber-

Was Ihr Arzt tun wird

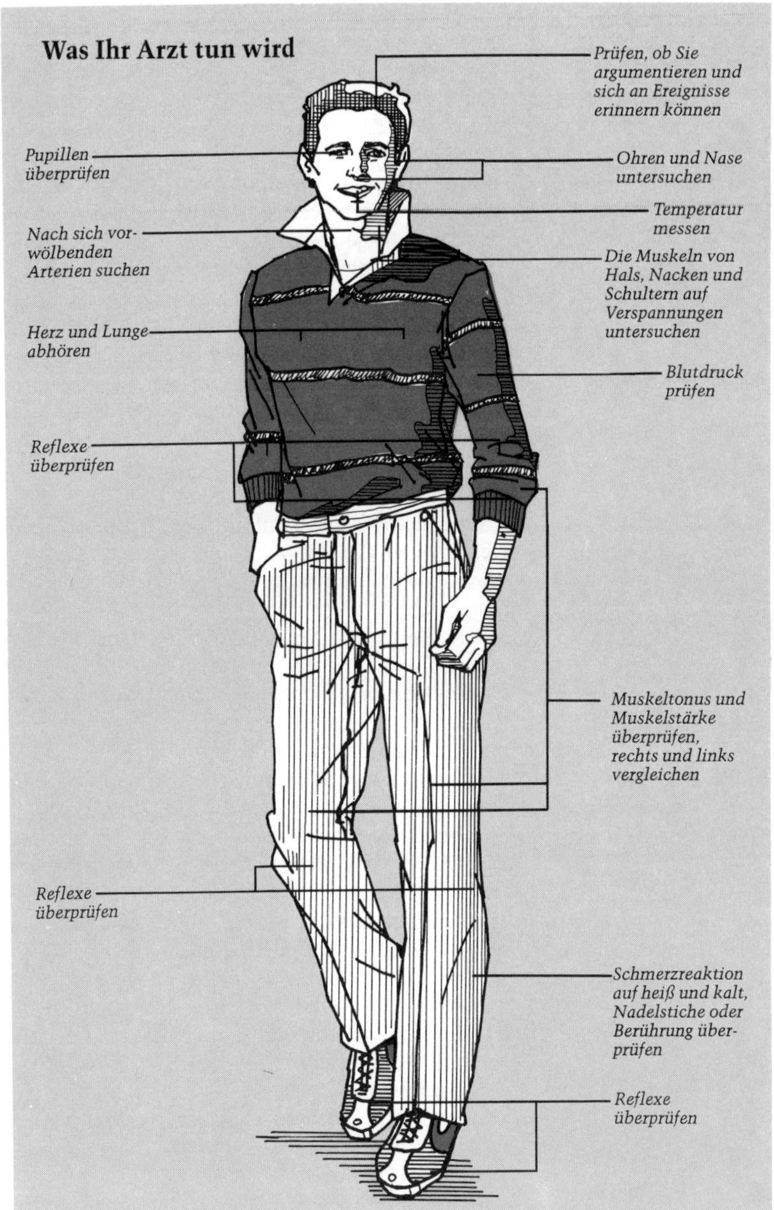

quelle Ausschau halten). Dann wird der Arzt Kopf und Hals/Nacken sorgfältig untersuchen. Er wird beide Seiten des Gesichts vergleichen und alle Asymmetrien Ihrer Gesichtszüge, Schwellungen am Kopf oder hervortretende Arterien feststellen (wenn Sie den Arzt während eines Migräneschubs oder im Falle einer Temporalarteriitis aufsuchen, sind die Schläfen-Arterien angeschwollen).

Ohren und Nase werden nun auf Anzeichen einer Entzündung oder Infektion untersucht, und auch Ihr Gehör kann überprüft werden. Ebenso Ihre Augen, um Gesichtsfeld, die Größe Ihrer Pupillen, die Blutgefäße und den Augendruck festzustellen. Es könnte auch sein, daß der Arzt Ihnen eine genauere Augenuntersuchung vorschlägt, falls dies nicht schon vor kurzem geschehen ist.

Die Hals-Nacken-Muskeln, die Muskeln der Schulter, der Kopfhaut und auch der Bewegungsbereich des Halses sind für die Diagnose sehr wichtig. Der Doktor wird auch nach Anzeichen einer Muskelempfindlichkeit und einer Entzündung suchen, die einen Spannungs-Muskelkontraktions-Kopfschmerz hervorrufen könnten, und er wird alle Anomalitäten der Halswirbel feststellen. Die motorischen Funktionen der Arm- und Beinmuskeln werden getestet und auffällige Unterschiede zwischen der linken und rechten Seite und irgendwelche Besonderheiten beim Gehen vermerkt.

Durch das Gespräch während der gesamten Untersuchung wird der Arzt einige Aspekte Ihres Geisteszustands, wie Ihre Fähigkeit zu argumentieren, einer Diskussion zu folgen und sich an Ereignisse zu erinnern, beurteilen können. Möglicherweise wird er testen, ob Sie Zahlen addieren oder Ideen erklären können. Diese Beobachtungen und die Fragen bedeuten nicht, daß der Arzt ein psychiatrisches Gutachten über Sie erstellt. Da verschiedene Teile Ihres Gehirns verschiedene geistige Tätigkeiten durchführen, versucht er so herauszufinden, ob irgendein Teil näher untersucht werden muß.

Wahrscheinlich wird der Arzt Sie nun bitten,

Angiogramm

Ein Angiogramm ist eine Röntgenaufnahme der Blutgefäße des Gehirns. Angiogramme zeigen Blutgefäßveränderungen, die durch Tumoren, Blutungen und Aneurismen verursacht werden. Die Untersuchung ist mit der Injizierung eines flüssigen Farbstoffs, der Kontrastmedium genannt wird, in eine Vene verbunden. Während der nachfolgenden Röntgenaufnahme hebt sich das Kontrastmedium gegen das Gehirngewebe ab. Die Untersuchung, die vorgenommen wird, wenn der Arzt eine ernstere Störung vermutet, verursacht häufig Beschwerden und birgt einige Risiken.

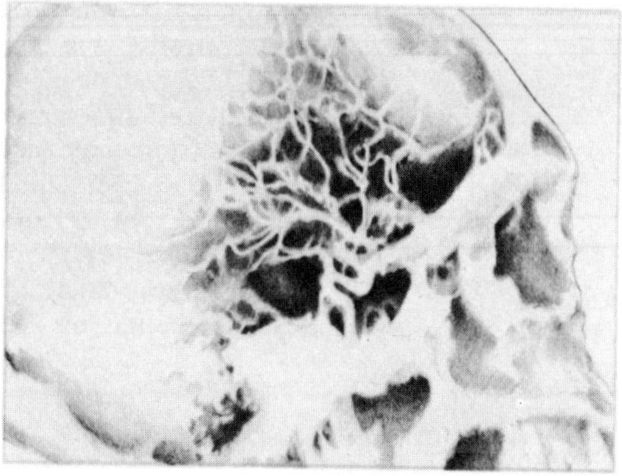

verschiedene Gerüche und Sinnesreizungen, wie einen leichten Nadelstich, den Kontakt von Haut und Gewebe oder von Hand Gegenstände zu identifizieren. Empfindungstests geben Informationen darüber, wie gut Ihre Nervenenden Empfindungen registrieren.
Sehr oft erhält der Arzt aus der körperlichen Untersuchung genug Informationen für eine vorläufige Diagnose. In einigen Fällen wird er zusätzliche Tests anordnen, um seine Diagnose endgültig bestätigen zu können.

Diagnostische und Labortests

Ihre Krankengeschichte und die vorläufige Diagnose des Arztes bestimmen die Tests, denen Sie sich unterziehen müssen. Hier sind sieben wichtige aufgezählt.

Computertomographie (Cr) Die Computertomographie hat die Diagnose von Gehirnstörungen revolutioniert. Ein kompliziertes Röntgengerät dreht sich um den Kopf des Patienten und nimmt aus verschiedenen Winkeln Schichtaufnahmen des Gehirns vor. Ein Computer setzt die Informationen zu Querschnittsbildern zusammen und eliminiert die Schatten, die bei Röntgenaufnahmen auftreten. Die Computertomographie ermöglicht es dem Arzt, normale Bereiche von Hirngeweben und Nervenstrukturen von verletzten und beschädigten Bereichen und anderen Anomalien zu unterscheiden. Obgleich nur eine geringe Strahlendosis bei der Computertomographie notwendig ist, ist sie eine relativ sichere Technik. Sie kann auch mit einem Kontrastmedium arbeiten, um Einzelheiten des Gewebes hervorzuheben.

Wie arbeitet ein Computertomograph

Der Tomograph umkreist den Kopf des Patienten und fertigt eine Reihe von Röntgenaufnahmen an, die ein Computer zu Querschnittsgehirnaufnahmen zusammensetzt.

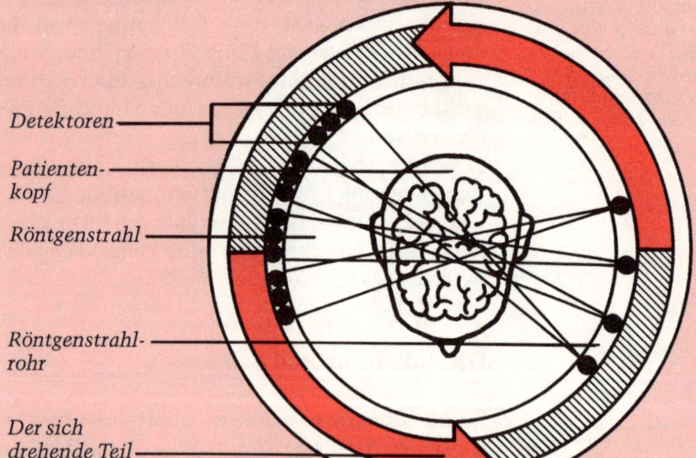

Hirnszintigramm Für Hirnszintigramme wird eine geringe Menge eines radioaktiven Materials in den Blutkreislauf injiziert. Das Gewebe, das die Blutgefäße umgibt, absorbiert etwas davon. Anomales Gewebe absorbiert eine anomale Menge an radioaktivem Material. Eine Abtastvorrichtung mißt die Ergebnisse.

Wie arbeitet ein Hirnszintigraph?

Nachdem der Patient eine intravenöse Injektion eines speziellen Farbstoffs erhalten hat, bewegt ein Techniker eine Kamera oder ein Abtastgerät vor und zurück, um Bilder vom Blutfluß des Gehirns zu erhalten.

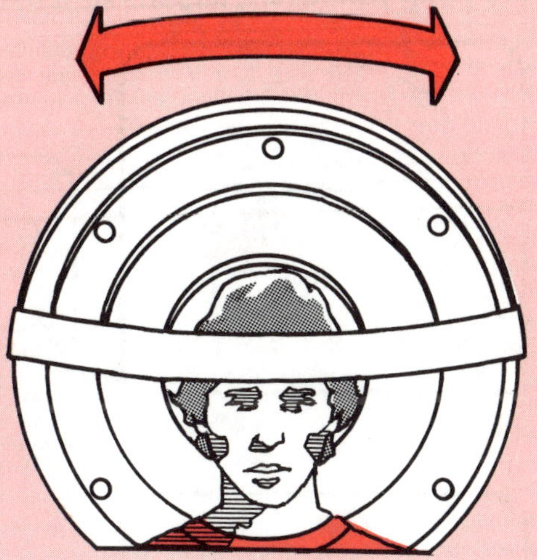

Lumbalpunktion Bei der Lumbalpunktion wird dem Rückenmark cerebrospinale Flüssigkeit zur Untersuchung entnommen. Der Arzt führt dazu eine Nadel zwischen zwei Wirbel in der Lendengegend ein. Wenn die Nadel in den Zentralkanal des Rückenmarks eindringt, in dem sich die cerebrospinale Flüssigkeit (oder der Liquor) befindet, kann der Arzt den Flüssigkeitsdruck messen und

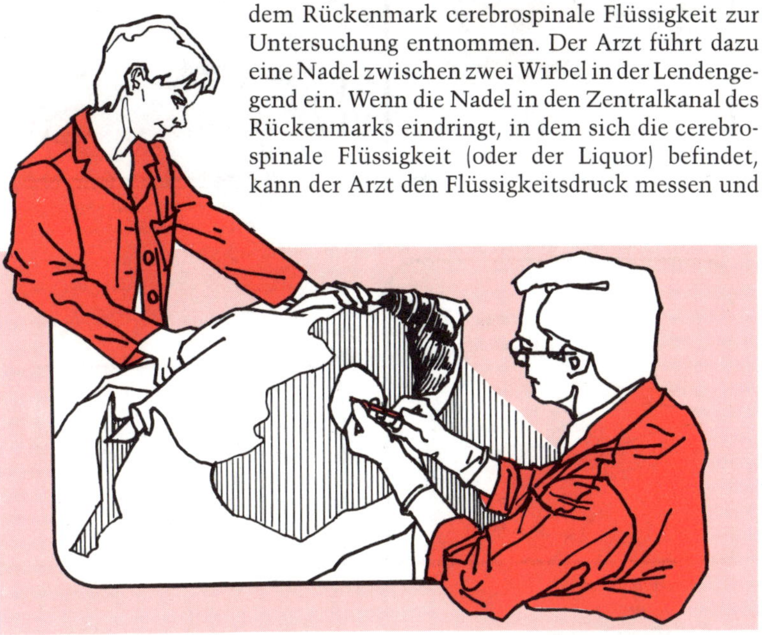

Die zwölf Hirnnerven und wie sie untersucht werden

Eine gründliche neurologische Untersuchung schließt die Untersuchung der zwölf Hirnnerven ein.

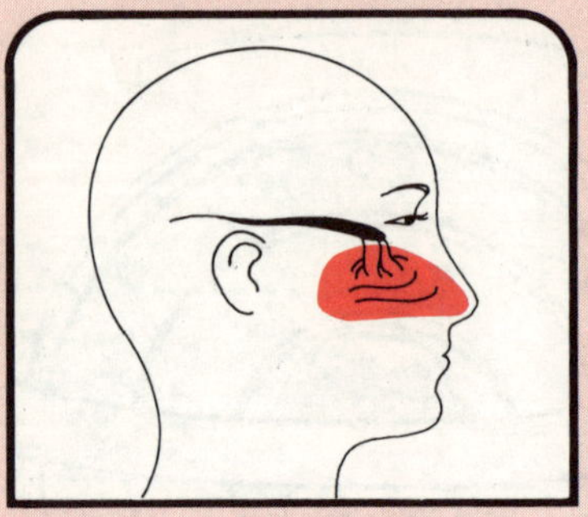

1. Olfactoriusnerv

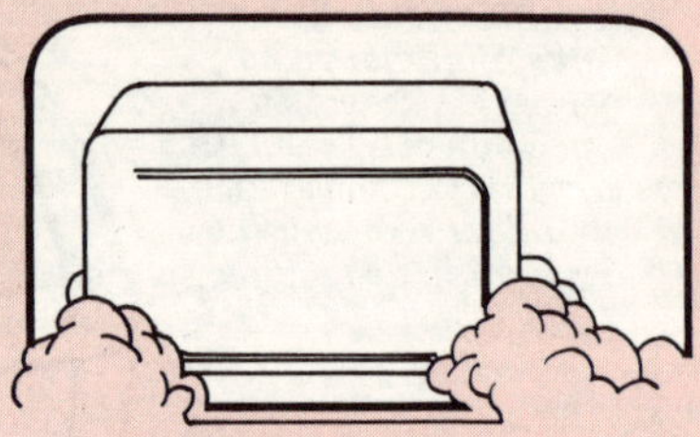

Sie können gebeten werden, Geruch von Seife und Tabak zu identifizieren.

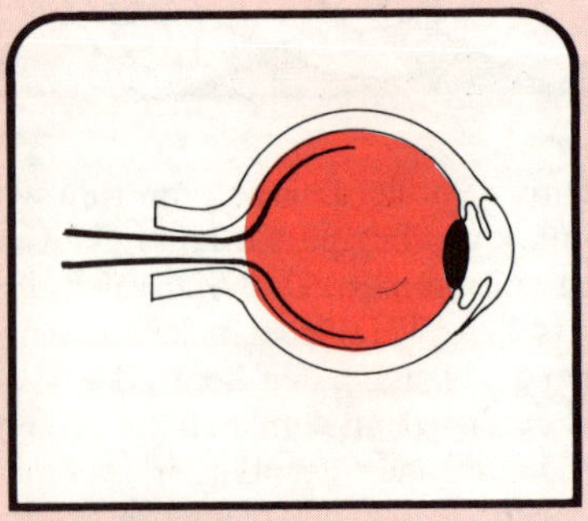

2. Opticusnerv

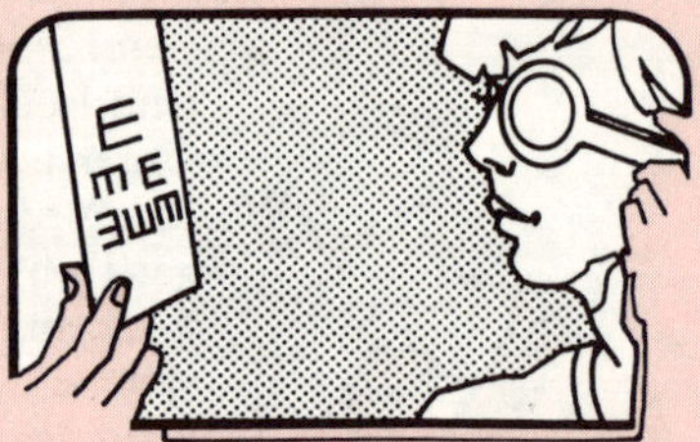

Ihre Augen können untersucht werden.

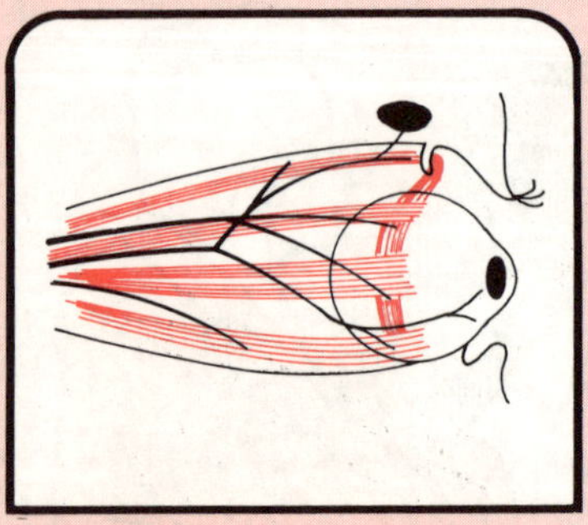

3. Okulomotoriusnerv
4. Trochlearisnerv
6. Abducensnerv

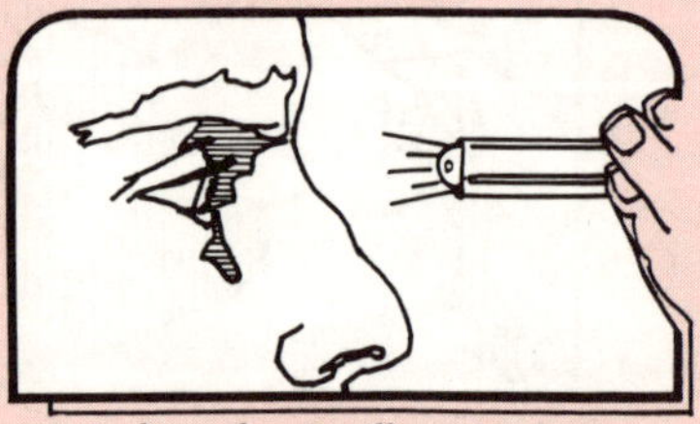

Die Reaktion Ihrer Pupillen auf Licht, Ihr Blick nach oben und unten und Ihr Blick seitwärts können untersucht werden.

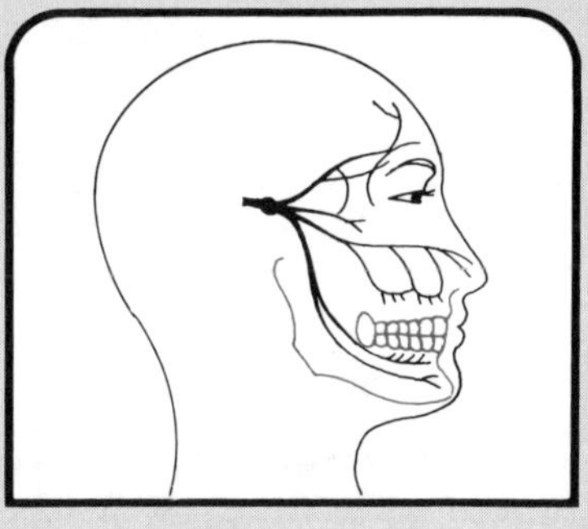

5. *Trigeminusnerv*

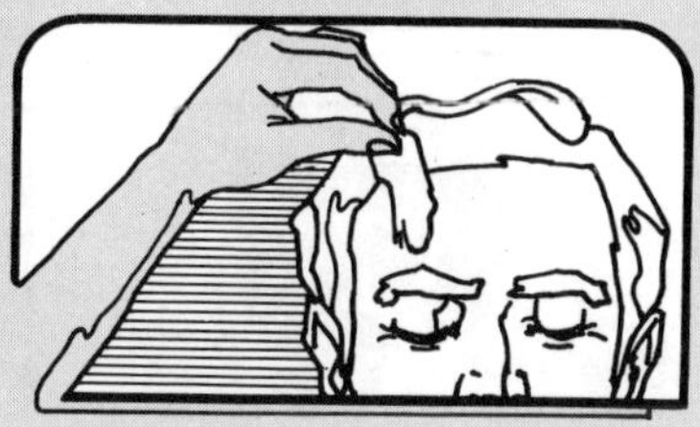

Sie können gebeten werden, ein Geräusch oder ein anderes Stimulanz für zwei Sinne zur gleichen Zeit zu identifizieren, und Ihr Blinzelreflex kann untersucht werden.

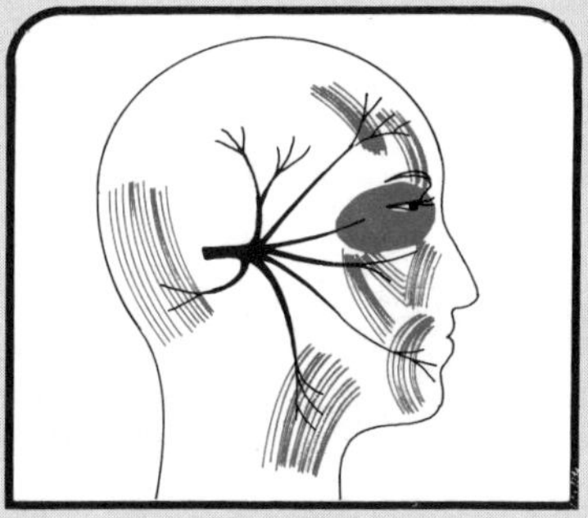

7. *Facialisnerv*

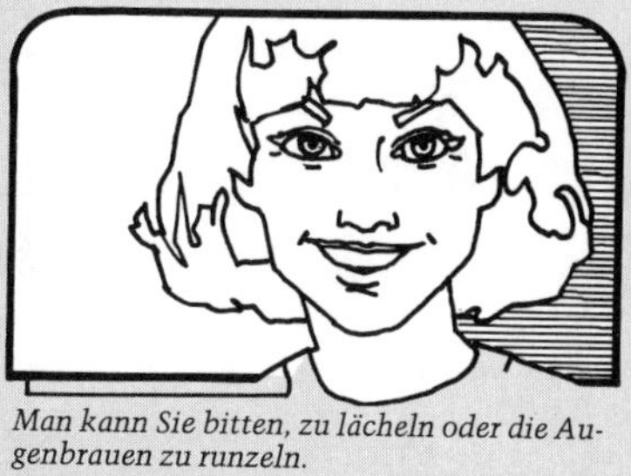

Man kann Sie bitten, zu lächeln oder die Augenbrauen zu runzeln.

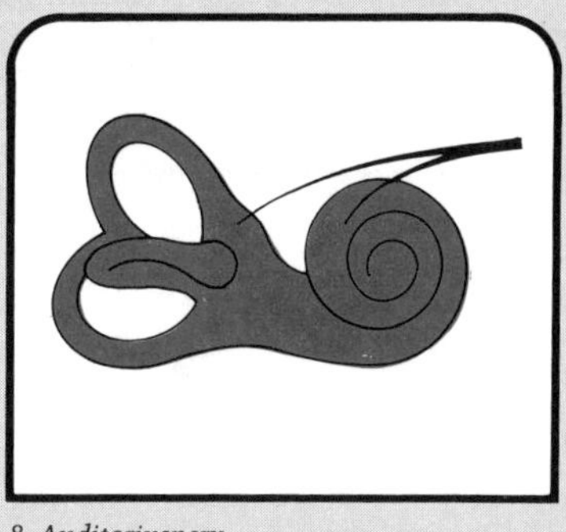

8. *Auditoriusnerv*

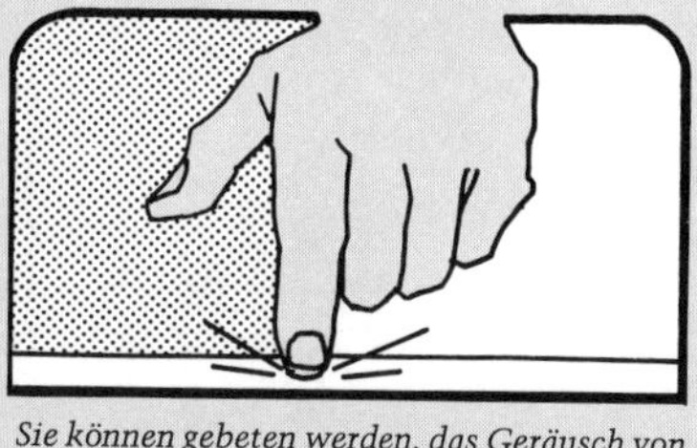

Sie können gebeten werden, das Geräusch von klopfenden Fingern zu identifizieren.

Die zwölf Hirnnerven und wie sie untersucht werden

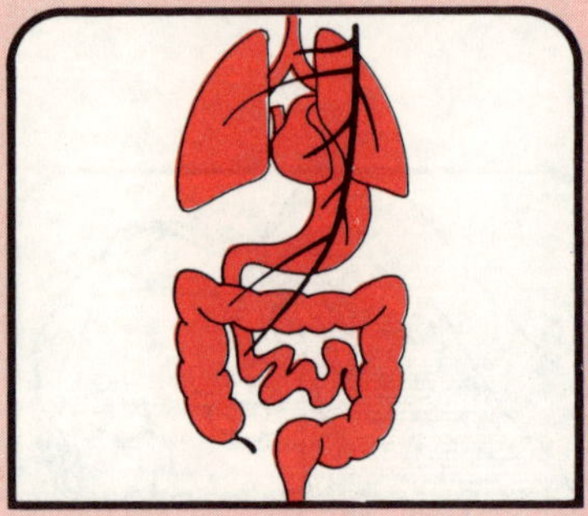

9. Glossopharyngeusnerv
10. Vagusnerv

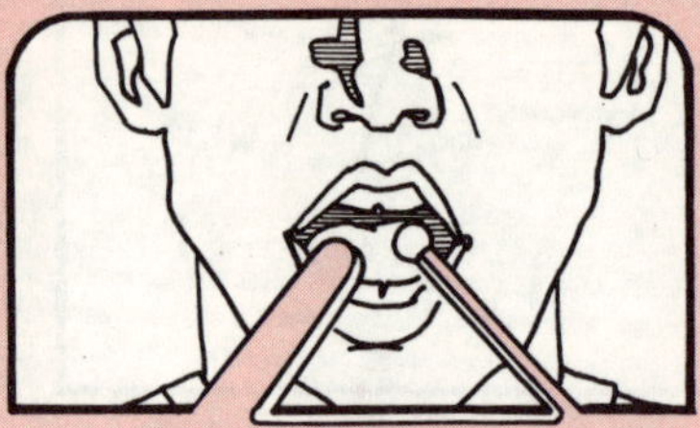

Ihr Würgereflex kann untersucht werden.

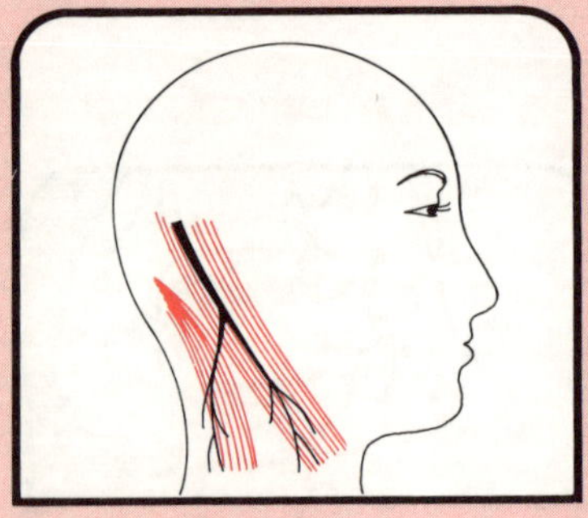

11. Accessoriusnerv

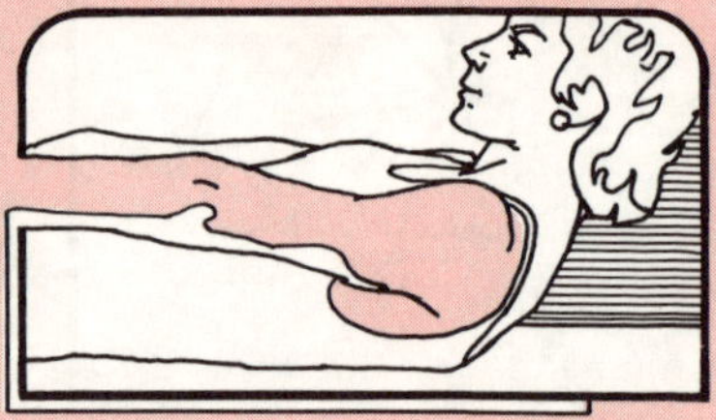

Sie können gebeten werden, Ihre Schultern hochzuziehen.

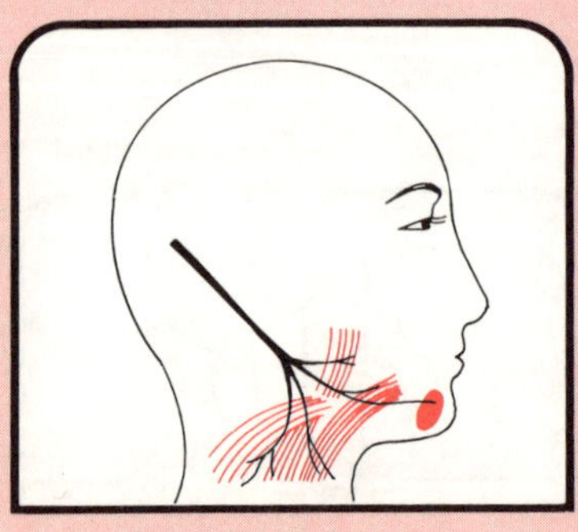

12. Hypoglossusnerv

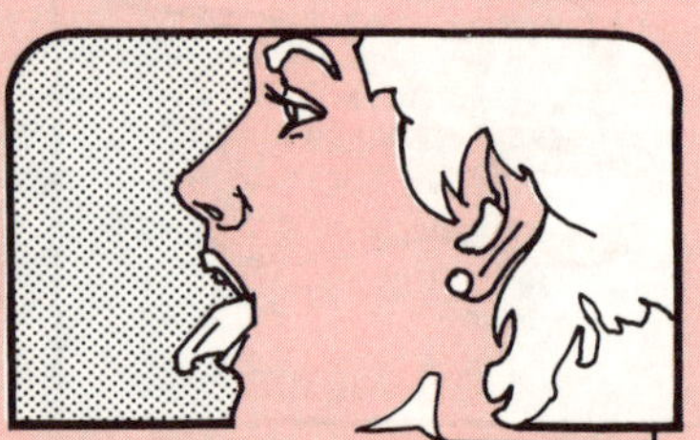

Sie können gebeten werden, Ihre Zunge herauszustrecken.

eine Flüssigkeitsprobe zur Analyse entnehmen. Unter normalen Umständen ist der Liquor klar. Eine Trübung ist Hinweis auf eine erhöhte Anzahl weißer Blutkörperchen und einen niedrigeren Zuckerspiegel, die Anzeichen einer Infektion. Nach einer subarachnoidalen Blutung (siehe auch Seite 77f.) enthält die Flüssigkeit eine hohe Anzahl von roten Blutkörperchen und sieht blutig aus.

Kernspinntomographie Kernspinntomographie, eine neue und sehr teure diagnostische Technik, mißt die Radiofrequenzsignale, die von den Zellkernen abgegeben werden. Sie ist im Vergleich zum Computertomogramm ein weiterer Fortschritt und gibt sowohl klarere Bilder als auch zusätzliche biochemische Informationen über das untersuchte Gewebe.

Myelogramm Hierbei injiziert der Arzt zuerst ein flüssiges Kontrastmittel direkt in den lumbalen subarachoidalen Raum, der das Rückenmark umgibt. Die Röntgenaufnahmen zeigen Anomalien der Wirbelsäule, der Zwischenwirbelsäulen und des Gehirnstamms.

11. Fragen über Kopfschmerzen

Frage: Kann man mehrere Arten von Kopfschmerz gleichzeitig bekommen?
Antwort: Ja. Eine Kopfschmerzart kann als Auslöser für eine andere dienen. Wenn man beispielsweise zu Migränekopfschmerzen neigt und auf Streß überreagiert, kann ein Spannungskopfschmerz ausgelöst werden. Wenn man die Symptome zweier Kopfschmerzarten hat, leidet man an einem sogenannten gemischten Kopfschmerz.

F.: Können Migränen geheilt werden?
A.: Nein. Aber man kann sie verhindern oder, sollte das nicht gelingen, bei den ersten Anzeichen wirksame Medikamente einnehmen.

F.: Treten Nebenhöhlenkopfschmerzen (Sinuskopfschmerzen) häufig auf?
A.: Nein. Wenn man eine Nebenhöhleninfektion hat, kann man einen Nebenhöhlenkopfschmerz bekommen, aber sie sind eigentlich seltener, als einem die Pharmawerbung weismachen möchte. Viele Menschen, die glauben, an dieser Kopfschmerzart zu leiden, haben eigentlich Spannungskopfschmerzen.

F.: Sind Kopfschmerzauslöser die Ursachen von Kopfschmerz?
A.: Nein. Falls Sie für eine spezielle Kopfschmerzart anfällig sind, werden sie gewöhnlich durch einen Auslöser in Gang gesetzt. Muskelkontraktionen im Nacken, Hals und möglicherweise in den Schultern verursachen einen Muskelkontraktions(Spannungs-)kopfschmerz. Die Art, wie Sie den Kopf halten, ein Telefon zwischen Kinn und Schultern festhalten oder auf emotionalen Streß reagieren, kann jedoch diesen Kopfschmerz auslösen. Bei Migränen ist der Mechanismus des Kopfschmerzes noch nicht genau herausgefunden worden und bisher auch nicht, was sie verursacht; Migräneauslöser jedoch sind bereits bekannt.

F.: Ist die Reaktion auf Streß ein Kopfschmerzauslöser?
A.: Nein, nicht generell. Mehrere Menschen können die gleichen stressenden Umstände erleben, aber verschieden darauf reagieren. Die individuelle Reaktion einer bestimmten Person auf Streß kann jedoch einen Kopfschmerz auslösen.

F.: Sind Männer auch anfällig für Migräne-Kopfschmerzen? In den meisten Büchern und Artikeln über Kopfschmerzen heißt es, daß nur Frauen davon betroffen werden.
A.: Männer bekommen Migräne und jede andere Art von Kopfschmerzen, aber mehr Frauen als Männer suchen einen Arzt wegen Kopfschmerzen auf, was die statistischen Angaben etwas geraderückt. Männer bekommen jedoch häufiger Clusterkopfschmerzen als Frauen.

F.: Was ist der Unterschied zwischen einer klassischen und einer normalen Migräne?
A.: Anders als die Menschen, die an normaler Migräne leiden, hat ein Mensch, der an klassischer Migräne leidet, im allgemeinen eine Aura oder ein Prodrom – schmerzlose Warnsignale eines bevorstehenden Anfalls.

F.: Wer sollte Medikamente nehmen, um Migräne vorzubeugen?
A.: Wenn man mehr als einen oder zwei Migräneanfälle pro Monat bekommt, kann der Arzt verhütende Medikamente verschreiben.

F.: Warum hilft Kaffee bei manchen Kopfschmerzen und verschlimmert andere?
A.: Kaffee verengt die Blutgefäße, was helfen kann, falls die Kopfschmerzen von erweiterten Blutgefäßen verursacht werden. Wie jedes Stimulans kann jedoch auch Kaffee mißbraucht werden. Falls Sie zuviel Kaffee oder andere Getränke, die Coffein enthalten, trinken und rezeptfreie Medikamente, die Coffein enthalten, einnehmen, können Sie eine toxische Reaktion auf Kaffee bekommen.

F.: Werden Spannungskopfschmerzen durch Streß verursacht?

A.: Streß kann Spannungs- oder Muskelkontraktionskopfschmerzen auslösen, aber die Ursache der Kopfschmerzen ist – wie auch der zweite Name sagt – eine Muskelkontraktion oder Verspannung.

F.: Kann Arthritis Kopfschmerzen auslösen?

A.: Ja. Arthritis der Halswirbel kann einen Spannungskopfschmerz auslösen.

F.: Wie kann Psychotherapie und eine psychologische Beratung einem Kopfschmerzkranken helfen?

A.: Falls eine Überreaktion auf Streß die Kopfschmerzen auslöst, kann eine Therapie oder eine Beratung Ihre individuelle Streßreaktion ändern. Wenn Sie chronische Schmerzen haben, kann Ihnen die Therapie helfen, mit den Schmerzen fertigzuwerden.

F.: Wie kann ein Biofeedbacktraining einem Kopfschmerzkranken helfen?

A.: Im Biofeedbacktraining lernt man, wie man angespannte Muskeln entspannt und vom Willen nicht zu beeinflussende Körperfunktionen, wie Blutdruck und Blutzirkulation, kontrolliert.

F.: Wann sollte man einen Arzt wegen Kopfschmerzen aufsuchen?

A.: Man sollte einen Arzt aufsuchen, falls die Kopfschmerzen

- immer in ähnlichen Verläufen (Mustern) wiederkehren und man bis dahin damit nichts zu tun hatte;
- die Schmerzen Ihren Lebensrhythmus beeinträchtigen und verändern;
- zusammen mit Schmerzen in einem anderen Organ auftreten;
- nach einer Kopfverletzung einsetzen;
- nicht auf Aspirin oder Aspirinersatz reagieren;
- von unüblichen Symptomen wie Übelkeit und Erbrechen begleitet sind.

Diagnostizieren oder behandeln Sie Kopfschmerzen nicht selbst, wenn sie nicht nur gelegentlich auftreten.

F.: Ist ein extrastarkes Aspirin besser für Kopfschmerzen als ein normales Aspirin oder ein Aspirinersatz?
A.: Nein. Das ist nur eine teurere Art, mehr Koffein zu sich zu nehmen. Die entzündungshemmenden Faktoren von Aspirin sind es, die gegen Kopfschmerzen helfen.

F.: Tut das Gehirn während eines Kopfschmerzanfalls weh?
A.: Nein. Das Gehirn fühlt keinen Schmerz, aber es registriert Schmerz oder leitet eine Schmerzbotschaft weiter.

F.: Welche Nahrungsmittel und welche Nahrungsmittelbestandteile rufen Kopfschmerzen hervor?
A.: Reifer Käse, Rotwein, Hot-Dogs und gepökelte Fleischsorten, die Nitrate enthalten; Alkohol, Schokolade, Kaffee, Tee und andere Produkte, die Koffein enthalten, Eiscreme und das Würzmittel Natriumglutamat.

12. Arzneien gegen Kopfschmerzen

Die folgende Tabelle zeigt, welche Arzneien Kopfschmerzen verhindern und/oder Linderung bei welchem Kopfschmerzen bringen können, informiert über die Nebenwirkungen jeder Arznei und gibt weitere besondere Hinweise. Falls Sie eine dieser Arzneien einnehmen müssen, sollten Sie

- Autofahren vermeiden, keine schwereren Maschinen bedienen und nie Alkohol trinken, wenn Sie Beruhigungs- und Schlafmittel einnehmen;
- Ihren Arzt aufsuchen, wenn Sie Nebenwirkungen haben,
- Ihren Arzt konsultieren, falls Sie schwanger sind.

Behandlung von Migränekopfschmerzen

Arznei	*Nebenwirkungen*	*Besondere Hinweise*
Dihydroergotamin[1]	*Geringfügigere Nebenwirkungen: Prickeln in den Händen oder Füßen, Schwindel, Übelkeit, Erbrechen, Durchfall, Magen- oder Muskelschmerzen, Juckreiz und Durst. Ernsthafte Nebenwirkung: Brustschmerzen und Anzeichen einer schlechten Blutzirkulation wie Bauchschmerzen und Kälte oder Taubheit in Händen und Füßen.*	*Reden Sie mit Ihrem Arzt, bevor Sie diese Arznei einnehmen, wenn Sie einen hohen Blutdruck, eine Herzkrankheit, eine Blutgefäßkrankheit, ein peptisches Ulcus oder Leber- oder Nierenkrankheiten haben. Nehmen Sie nicht mehr als sechs Milligramm in einer Woche ein.*
Ergotamin[1] *(in Ergosanol, Migräne-Dolviran, Gynergen, Ergotamin Medihaler Aerosolspray, Cafergot und Cafergot P-B Tabletten und Zäpfchen*	*Siehe unter Dihydroergotamin.*	*Siehe unter Dihydroergotamin.* *Nehmen Sie nicht mehr als zehn Milligramm der Tabletten oder fünfzehn Inhalationen des Aerosolsprays in einer Woche.*
Isomethepten[1]	*Geringfügigere Nebenwirkungen: Schwindel, Schlaflosigkeit oder Müdigkeit, Übelkeit und Erbrechen. Ernsthafte Nebenwirkungen: Anomaler Herzschlag und Schwächezustände.*	*Beraten Sie sich mit Ihrem Arzt, bevor Sie diese Arznei einnehmen, wenn Sie hohen Blutdruck, grünen Star oder Nieren-, Leber- oder Herzkrankheiten haben.*
Codein[1, 2]*, Eukodal +, Kombinationspräparate, die Butalbital*[1]*, Ibupsofen, Acetaminophen und Aspirin und andere Salizylate enthalten*	*Siehe Spannungskopfschmerzen, Seite 45ff.*	*Siehe Spannungskopfschmerz, Seite 45ff.*

1 Rezeptpflichtig.
2 Wirksam für die Migränebehandlung, aber hauptsächlich gegen Spannungskopfschmerz eingesetzt.

Vorbeugung von Migränekopfschmerzen

Arznei	*Nebenwirkungen*	*Besondere Hinweise*
Methysergid[1] (in Deserril)	*Geringfügigere Nebenwirkungen: Übelkeit, Erbrechen, Bauchkrämpfe, Gewichtszunahme und Prikkeln in Händen oder Füßen. Ernsthafte Nebenwirkungen: Brustschmerzen, Schwierigkeiten beim Atmen, schmerzhaftes Urinieren oder Nierenschmerzen, Zeichen von schlechter Blutzirkulation, wie kalte oder »eingeschlafene« Hände oder Füße; Halluzinationen und Depressionen.*	*Reden Sie mit Ihrem Arzt, bevor Sie diese Arznei einnehmen, wenn Sie hohen Blutdruck, eine Herzkrankheit, eine Blutgefäßkrankheit, ein peptisches Ulcus, Arthritis oder Leber-, Nieren- oder Lungenkrankheiten haben.*
Propanolol[1] (in Dociton)	*Geringfügigere Nebenwirkungen: Übelkeit, Durchfall, Schwindel, Müdigkeit, kalte Hände und Füße und ein trockener Mund. Ernsthafte Nebenwirkungen: Anzeichen von niedrigem Blutdruck wie anhaltender Schwindel und Benommenheit; Verwirrung, Depression, verlangsamter Pulsschlag, Schwierigkeiten beim Atmen.*	*Reden Sie mit Ihrem Arzt, bevor Sie diese Arznei einnehmen, wenn Sie Allergien, Asthma, Diabetes, ein Emphysem oder Leberkrankheiten haben. Setzen Sie Propanolol nicht abrupt ab, denn das erhöht das Risiko von Herzproblemen.*
Calciumantagonisten[1] einschließlich Verapamil (in Azupamil), Nifidepin (in Adalat)	*Geringfügigere Nebenwirkungen: Schwindel, Schwäche, Übelkeit und Gewichtszunahme. Ernsthafte Nebenwirkungen: Anzeichen von niedrigem Blutdruck wie anhaltender Schwindel und Benommenheit; Kurzatmigkeit, extreme Schwäche und angeschwollene Knöchel oder Füße.*	*Reden Sie mit Ihrem Arzt, bevor Sie diese Arznei einnehmen, wenn Sie Nieren-, Leber-, Herz- oder Blutgefäßkrankheiten haben. Setzen Sie diese Arznei nicht abrupt ab. Suchen Sie Ihren Arzt auf, wenn die Füße, Knöchel oder unteren Beine anschwellen.*

Arznei	*Nebenwirkungen*	*Besondere Hinweise*
Amitriptylin[1] (in Laroxyl, Tryptizol)	*Geringfügigere Nebenwirkungen: Müdigkeit, Schwindel, Ermüdung, trockener Mund und Kopfschmerzen. Ernsthafte Nebenwirkungen: Verschwommenes Sehvermögen, Schwierigkeiten beim Urinieren, Verstopfung, anomaler Herzschlag, Ohnmacht und Leberschäden.*	*Reden Sie mit Ihrem Arzt, bevor Sie diese Arznei einnehmen, wenn Sie Asthma, Epilepsie, grünen Star, eine Leberkrankheit, hohen Blutdruck oder eine Herzkrankheit haben, oder wenn Sie gerade einen Herzanfall hinter sich haben.*
Imipramin[1] (in Tofranil)	*Siehe Amitriptylin.*	*Siehe Amitriptylin.*
Clonidin[1] (in Catapresan)	*Geringfügigere Nebenwirkungen: Trockener Mund und trockene Augen, Schläfrigkeit, Schwindel, Benommenheit, Verstopfung und Übelkeit. Ernsthafte Nebenwirkungen: Depression, nachts Alpträume, Impotenz, kalte Hände und Füße, Flüssigkeitszurückhaltung und Gewichtszunahme.*	*Reden Sie mit Ihrem Arzt, bevor Sie diese Arznei einnehmen, wenn Sie Nieren- oder Herzkrankheiten haben oder wenn Sie sich gerade von einem Herzanfall erholen. Setzen Sie Clonidin nicht abrupt ab. Das könnte zu erhöhtem Blutdruck führen.*
Cyproheptadin (in Nuran)	*Geringfügigere Nebenwirkungen: Müdigkeit, Schwindel, Verstopfung, Schwierigkeiten beim Wasserlassen und ein trockener Mund. Ernsthafte Nebenwirkungen: Allergische Reaktionen (Ausschlag), Verwirrung und Halluzinationen.*	*Reden Sie mit Ihrem Arzt, bevor Sie diese Arznei einnehmen, wenn Sie hohen Blutdruck, grünen Star, eine Schilddrüsenerkrankung oder eine Harnstauung haben.*

1 Rezeptpflichtig.

Behandlung von Cluster-(Histamin-)Kopfschmerzen

Arznei	*Nebenwirkungen*	*Besondere Hinweise*
Ergotamin und Dihydroergotamin	*Siehe Migränekopfschmerzbehandlung Seite 26ff.*	*Siehe Migränekopfschmerzbehandlung Seite 26ff.*
Prednison[1] *(in Decortin)*	*Geringfügigere Nebenwirkungen: Übelkeit, Verdauungsstörungen, Gewichtszunahme, Schlaflosigkeit, Nervosität, Muskelkrämpfe und unregelmäßige Menstruation.* *Ernsthafte Nebenwirkungen: Geistige oder emotionale Störungen, Anzeichen von Kaliumverlust wie anhaltende Muskelkrämpfe oder eine ungewöhnliche Müdigkeit; Anzeichen von Magenblutung, wie blutiger oder schwarzer Teerstuhl; hoher Blutdruck.*	*Reden Sie mit Ihrem Arzt, bevor Sie diese Arznei einnehmen, wenn Sie auch Digoxin oder Digitoxin einnehmen oder wenn Sie an Diabetes leiden, eine Herzkrankheit, eine Pilzinfektion, ein peptisches Ulcus oder Tuberkulose haben. Nehmen Sie Prednison mit Nahrungsmitteln oder Milch, um den Magen weniger zu belasten. Setzen Sie Prednison nicht abrupt ab, denn dies kann eine Entzugsreaktion mit Fieber, Schwäche und einem gefährlich niedrigen Blutdruck hervorrufen.*

1 Rezeptpflichtig.

Vorbeugung von Cluster-(Histamin-)Kopfschmerzen

Arznei	*Nebenwirkungen*	*Besondere Hinweise*
Methysergid[1]	*Siehe Migränekopfschmerzverhütung Seite 32ff.*	*Siehe Migränekopfschmerzverhütung Seite 32ff.*
Prednison[1]	*Siehe Behandlung von Cluster-(Histamin-)Kopfschmerzen.*	*Siehe Behandlung von Cluster-(Histamin-)Kopfschmerzen.*
Lithium (in Hypnorex)	*Geringfügigere Nebenwirkungen: Starker Durst und vermehrtes Harnlassen, Durchfall und trockener Mund.* *Ernsthafte Nebenwirkungen: Übelkeit, Erbrechen, Schläfrigkeit, Schwäche, Verwirrung, Zittern, Anfälle, undeutliche Sprache und Anzeichen einer Schilddrüsenfunktionsstörung, wie trockene oder aufgedunsene Haut, ungewöhnliche Müdigkeit und Gewichtszunahme.*	*Reden Sie mit Ihrem Arzt, bevor Sie diese Arznei einnehmen, wenn Sie an Epilepsie, Parkinsonscher Krankheit oder Nieren- oder Herzkrankheiten leiden. Trinken Sie mindestens zwei Liter Wasser täglich. Vermeiden Sie anstrengende körperliche Aktivität bei heißem Wetter. Nehmen Sie Lithium mit Nahrungsmitteln oder Milch, um den Magen weniger zu belasten. Salz, Natriumbicarbonat und Diuretika können die Nebenwirkungen dieser Arznei erhöhen.*

1 Rezeptpflichtig.

Behandlung von Spannungskopfschmerzen

Arznei	*Nebenwirkungen*	*Besondere Hinweise*
Aspirin	*Geringfügigere Nebenwirkungen: Magenverstimmung und Klingen im Ohr. Ernsthafte Nebenwirkungen: Allergische Reaktionen wie Keuchen oder ein angespannter Brustkorb; verlangsamte Blutgerinnung und Anzeichen von Magenbluten wie blutiger oder schwarzer Teerstuhl.*	*Reden Sie mit Ihrem Arzt, bevor Sie diese Arznei einnehmen, wenn Sie ein peptisches Ulcus, eine Leberkrankheit, Allergien, Asthma oder Blutungsstörungen haben oder wenn Sie Arzneien einnehmen, die die Blutgerinnung herabsetzen. Nehmen Sie Aspirin nicht ein, wenn es nach Essig riecht, denn dann hat es sich bereits zersetzt und kann Ihren Magen und Ihren Mund reizen. Eine Woche vor einer Operation müssen Sie Aspirin absetzen.*
Magnesiumsalicylat, Cholinsalyzat (in Audax)	*Siehe unter Aspirin.*	*Siehe unter Aspirin.*
Acetaminophen (in Paracetamol, Sinufrontal)	*Geringfügigere Nebenwirkungen: Schwindel, Durchfall und Magenverstimmung. Ernsthafte Nebenwirkungen: Leberschäden oder Hepatitis.*	*Reden Sie mit Ihrem Arzt, bevor Sie diese Arznei nehmen, falls Sie eine Leberkrankheit haben. Als Folge einer Überdosierung kann es zu Leberschäden kommen.*
Kodein[1] (in Paracetamol)	*Geringfügigere Nebenwirkungen: Verstopfung, Appetitverlust, Magenverstimmung, Hautausschlag, Müdigkeit und Schwindel. Ernsthafte Nebenwirkungen: Schwierigkeiten beim Atmen, langsamer Herzschlag und Ohnmacht.*	*Reden Sie mit Ihrem Arzt, bevor Sie diese Arznei einnehmen, wenn Sie eine Herz-, Lungen- oder Leberkrankheit haben. Eine lange Einnahme von Codein kann zu Abhängigkeit führen.*
Oxycodon[1] (in Eukonal)	*Siehe Kodein.*	*Siehe Kodein.*

1 Rezeptpflichtig.

Arznei	Nebenwirkungen	Besondere Hinweise
Ibuprofen (in Dolgit)	*Geringfügigere Nebenwirkungen: Durchfall oder Verstopfung, Übelkeit, trockener Mund und Schwindel. Ernsthafte Nebenwirkungen: Klingen in den Ohren, Anzeichen von Magenbluten wie blutiger oder schwarzer Teerstuhl; Anzeichen von übermäßiger Flüssigkeitszurückhaltung wie Anschwellen der Beine oder Füße; verschlechtertes Sehvermögen, ernsthafter Hautausschlag und Anzeichen von Nierenproblemen oder Schwierigkeiten beim Harnlassen, wie Schmerzen oder blutiger Urin.*	*Reden Sie mit Ihrem Arzt, bevor Sie diese Arznei einnehmen, wenn Sie auf Aspirin oder andere Salizylate anomal reagiert haben. Sagen Sie Ihrem Arzt, wenn Sie Anzeichen von Flüssigkeitszurückhaltung, Probleme beim Harnlassen oder blutende Magengeschwüre bekommen. Nehmen Sie Ibufren mit Nahrungsmitteln und Milch ein, um die Belastung des Magens gering zu halten.*
Orphenadrin[1] (in Norgesic und Norgesic forte)	*Geringfügigere Nebenwirkungen: Schwindel, trockener Mund, Müdigkeit und Übelkeit. Ernsthafte Nebenwirkungen: Allergische Reaktionen wie Juckreiz und Hautausschlag, beschleunigter Herzschlag, Ohnmacht und Verwirrung.*	*Reden Sie mit Ihrem Arzt, bevor Sie diese Arznei einnehmen, wenn Sie eine Herzkrankheit, grünen Star, Geschwüre, Harnstauung oder einen Darmverschluß haben.*

Behandlung von Trigeminusneuralgie-Kopfschmerzen

Arznei	Nebenwirkungen	Besondere Hinweise
Carbamazepin[1] (in Tegretol)	*Geringfügigere Nebenwirkungen: Schwindel, Müdigkeit, trockener Mund, Übelkeit, Erbrechen und verschwommenes Sehen. Ernsthafte Nebenwirkungen: Starker Hautausschlag, Leber- oder Nierenschäden und Verwirrung.*	*Reden Sie mit Ihrem Arzt, bevor Sie diese Arznei einnehmen, wenn Sie eine Leber- oder Nierenkrankheit oder eine Blutkrankheit haben oder wenn Sie eine Arznei nehmen, die die Gerinnungsneigung des Blutes herabsetzt.*

13. Führen Sie ein Kopfschmerztagebuch

Denken Sie an Ihren letzten Kopfschmerz. Erinnern Sie sich daran, was ihn hervorgerufen hat, was Sie vor dem Kopfschmerz gegessen haben, wie lange er gedauert hat, wie der Schmerz war und was Sie getan haben, damit er verschwand. Falls Sie an chronischen Kopfschmerzen leiden oder wenn Sie verschiedene Arten von Kopfschmerzen bekommen, werden Sie merken, daß Sie einen Kopfschmerz nicht vom anderen unterscheiden können, wenn Sie nicht schriftlich Buch über jeden Anfall führen.
Benutzen Sie die Tabelle auf den folgenden Seiten, um Einzelheiten über Ihre Kopfschmerzen einzutragen. Jede Eintragung kann sehr wichtig für die Diagnose und Behandlung und für eine Verhütung Ihrer Kopfschmerzen sein.
Sie müssen Einzelheiten in jede der folgenden Rubriken eintragen:

Tag, Datum und Uhrzeit Der Tag der Woche und das Datum, an dem Sie Ihre Kopfschmerzen bekommen, können ein regelrechtes Kopfschmerzmuster zeigen. Beispielsweise könnten Sie herausfinden, daß Ihre Kopfschmerzen immer an Wochenenden oder im Urlaub auftreten. Diese Information kann ein wichtiger Hinweis sein, wenn Sie versuchen, den Auslösern der Kopfschmerzen auf die Spur zu kommen.

Situation oder Auslöser Führen Sie auf, was Sie gegessen haben, wie Sie sich gefühlt haben und was Sie getan haben, bevor der Kopfschmerzanfall begann, ob Sie zuviel oder zuwenig geschlafen haben und jeden anderen möglichen Kopfschmerzauslöser.

Stelle des Schmerzes Beschreiben Sie, welcher Teil des Kopfes weh getan hat, und vermerken Sie, ob der Schmerz in einen anderen Teil des Kopfes oder vom Kopf in den Nacken gewandert ist. Der Schmerz kann auf der Oberseite des Kopfes, in den Schläfen, über den Augen oder auf Teilen des Gesichts oder des Nackens auftreten.

Beschreibung des Schmerzes Versuchen Sie, den Schmerz zu beschreiben. Die Begriffe, die Ihnen dabei helfen könnten, sind: pochender oder pulsierender, dumpfer oder scharfer Schmerz, Einengung oder Druck oder brennender Schmerz.

Skala der Heftigkeit Bewerten Sie Ihre Kopfschmerzen auf einer Skala von 1 bis 10:
1–3 leicht störend
4–5 mäßig quälend
6–8 sehr quälend
9–10 arbeitsunfähig machend oder unerträglich.

Dauer Tragen Sie die Dauer jedes Anfalls ein, vom Auftreten der ersten Symptome bis zum Zeitpunkt, an dem der Kopfschmerz vorbei war.

Damit verbundene Symptome Ihre Kopfschmerzen können von scheinbar nebensächlichen Symptomen begleitet werden. Aber Ihr Arzt kann diese Symptome für bedeutsam erachten. Falls Sie also Magenbeschwerden haben, Ihnen übel oder schwindlig wird oder wenn Sie andere Symptome haben, tragen Sie diese ein.

Was gegen den Kopfschmerz unternommen wurde Führen Sie jedes Medikament (einschließlich der eingenommenen Menge), Übungen oder Mittel auf, die Ihren Kopfschmerz zu mildern scheinen.

Reaktion Wie oft haben Sie Medikamente eingenommen oder irgend etwas anderes unternommen, um Ihre Kopfschmerzen zu lindern und wie lange hat es gedauert, bis sie verschwanden? Gab es irgendwelche Nach- oder Nebenwirkungen?

Kopfschmerztagebuch

Tag, Uhrzeit und Datum	*Situation oder Auslöser*	*Stelle des Schmerzes*	*Skala der Heftigkeit*

Beschreibung des Schmerzes	*Dauer*	*Damit verbundene Symptome*	*Gegen-maßnahmen*	*Reaktion*

Stichwortverzeichnis